AF579148

MÁS AIRFRYER Y 120 RECETAS PARA TRIUNFAR

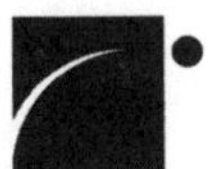

SABINA BANZO

MÁS AIRFRYER Y 120 RECETAS PARA TRIUNFAR

Rocaeditorial

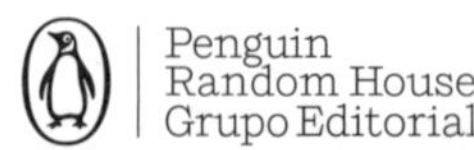

Primera edición: marzo de 2026

Travessera de Gràcia, 47-49. 08021 Barcelona

Printed in Spain – Impreso en España

Diseño y composición: Rudy de la Fuente

ISBN: 979-13-87629-52-6
Depósito legal: B-23.256-2025

Impreso en Huertas Industrias Gráficas, S. A.
Fuenlabrada (Madrid)

RE 2 9 5 2 6

A las mujeres de mi vida, tantas
que tendrás que ir al final del libro para descubrirlas.
A mi hijo, ojalá cuando te hagas mayor y cocines
haya olores y sabores que te recuerden a mami,
aunque de momento no te guste demasiado comer.

ÍNDICE

INTRODUCCIÓN

Sí, tú también caíste... Te compraste la airfryer para hacer patatas fritas. Al principio te salieron fatal, igual que a mí. Pensaste en tirar el maldito cacharrito, pero no desististe, le diste una oportunidad, seguiste mis consejos y ahora eres capaz de elaborar las patatas perfectas sin necesidad de consultar tiempos ni temperaturas. Te digo una cosa, si hace dos años, cuando empecé a preparar mi primer libro *Ya tengo mi airfryer, ¿y ahora qué?*, me hubieran dicho que llegaría a convertirse en mi mejor amiga en la cocina, no me lo habría creído. Pero sí, han sido dos años de mucha probatina, en los que he llegado a meter hasta un bogavante, con mucho miedo y, sin embargo, con excelentes resultados.

Recuerdo perfectamente el día en el que me contactó Sara, mi editora, y me propuso que hiciera no uno, no, sino dos libros con recetas para la freidora de aire, ¡y sin fotos! Eso eran demasiadas recetas, y sí, yo había hecho unos cuantos vídeos que fueron virales con platos muy sencillos en airfryer, pero dos libros eran palabras mayores. Le di muchas vueltas, pero tengo un gran defecto: no sé decir que no. Así que pillé mis dos freidoras de aire, me las llevé al pueblo y pasé todo un verano con mi madre metiendo absolutamente todo lo que se me venía a la cabeza. La operativa era la siguiente: yo cocinaba sin parar, mi madre fregaba la cesta una y otra vez, y mi padre se lo comía todo, sin protestar, aunque no hubiera quedado del todo bien. El resultado fueron más de doscientas recetas. Algunas muy básicas, como pochar un pimiento, otras mucho más elaboradas, como el roscón de Reyes. Al verano siguiente, hicimos lo mismo..., esta vez mejor coordinados y con recetas mucho más complejas y ricas, que mi padre disfrutó encantado.

¿Y ahora qué? Pues ahora la utilizo para absolutamente todo. ¿Hago mis recetas? Sí, una y otra vez. Y, como muchas veces no me acuerdo de tiempos y temperaturas, tengo mi propio libro manchado de aceite y tomate. Y me encanta, porque eso fue lo que quisimos intentar con ese primer libro, que fuera un ejemplar de los que se tienen en la cocina, de los que se manchan, sin grandes fotos, sin una estética instagrameable de cosas que no vas a hacer en tu vida. Y ver mi primer ejemplar lleno de salpicones y huellas me hace sentir que al menos conseguimos nuestro objetivo.

¿Qué vas a encontrar en este segundo volumen? Partimos de la base de que ya amas tu freidora de aire, has hecho las cosas más básicas y necesitas ideas de platos, casi siempre igual de sencillos, pero con un grado más de sofisticación. ¿Por qué no utilizarla en tus cenas de Navidad? ¿En recetas de toda la vida? ¿Para una barbacoa o, mejor dicho, airfryercoa con amigos? ¿Por qué no un cumpleaños o un *baby shower*? ¡La airfryer se puede usar para todo y yo te lo voy a demostrar! Eso sí, sin dejar de compartir contigo un montón de recetas rápidas y deliciosas para salvar desayunos, comidas y cenas. Porque las celebraciones están genial, pero el día a día nos arrasa y necesitamos alimentarnos bien, aunque no tengamos mucho tiempo. ¡Ah, y recuerda que cada airfryer es un mundo! Igual que pasa con los hornos, los tiempos y temperaturas exactos dependen del aparato y del tamaño de los alimentos. Utiliza los míos como base y, cuando tengas los tuyos propios, apúntalos en el hueco que hemos dejado arriba en cada página. Así, cada receta estará totalmente personalizada.

No te olvides de dejar este ejemplar en tu cocina, a ser posible al lado del anterior, y, sobre todo, ¡mánchalo de tomate! Me sentiré superfeliz si lo haces.

DEL DESAYUNO AL *BRUNCH* EN DIEZ MINUTOS

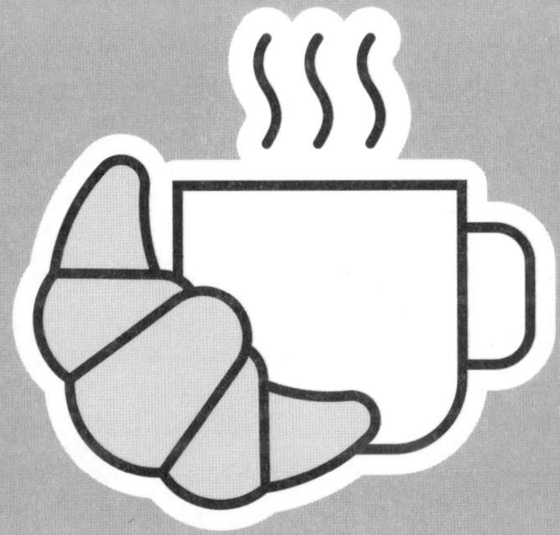

FALSA QUICHE

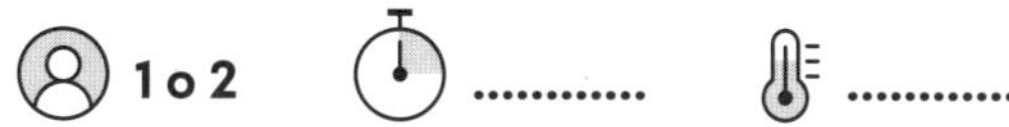

Sin intención alguna de ofender a los franceses, que me imagino que esto podría llegar a ser como cuando nosotros vemos paellas con chorizo, te dejo una versión de quiche ligera, rápida y saludable.

INGREDIENTES

2 tortillitas de fajita
2 huevos
100 ml de nata para cocinar o leche evaporada
3 lonchas de beicon
50 g de queso rallado
sal y pimienta al gusto

1. Te recomiendo utilizar dos tortillitas, una encima de la otra, para que la base aguante bien los líquidos. Usa un molde cuadrado o rectangular con papel vegetal por encima para que luego puedas desmoldar con facilidad. Coloca las tortitas juntas en el molde, formando una especie de cuenco. Asegúrate de que sobresale bien, sobre todo por las esquinas, para que no escurra la mezcla al echarla.
2. Precalienta la máquina 5 minutos a 200 °C.
3. Mientras, bate los dos huevos e incorpórales la nata (puedes poner leche evaporada, incluso leche normal si quieres un pastel más ligero). Salpimienta al gusto. Yo, como el resto de los ingredientes son salados, no le pongo sal.
4. Corta el beicon en tiras y añádelo junto con el queso. Remueve y echa la mezcla sobre el cuenco de tortillitas de fajita.
5. Introduce el molde en la cesta y programa 17-20 minutos a 175 °C. Vigila de vez en cuando. Cuando pinches con un

cuchillo y salga limpio, la tienes hecha. Si ves que a los 20 minutos le falta un poco, programa unos minutos más. Si se empieza a dorar demasiado por arriba, baja la temperatura.

6. Desmolda y comparte con quien quieras. O no.

TRUCO PARA EL PAPEL VEGETAL

¿Necesitas que el papel de horno se adapte perfectamente a cualquier molde, pero te resulta imposible? Haz un gurruño y mételo bajo el grifo. ¡No pasa nada por mojarlo, no te asustes! Cuando esté bien empapado, estíralo y verás cómo se ha transformado en una hoja supermaleable. Ponla en el molde y ajústala con facilidad en todas las esquinas. Funciona incluso con recipientes circulares.

BARQUITA DE HUEVO

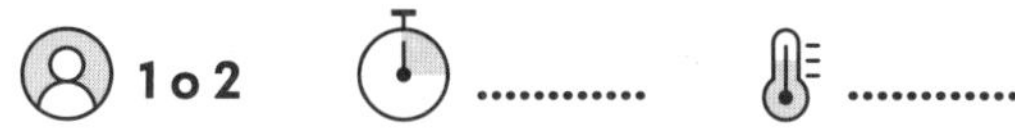

Márcate esta página para consultar cada vez que no tengas tiempo para preparar el desayuno, la comida o la cena y estés a punto de tirar de cualquier cosa que encuentres en tu nevera (estoy segura de que muy poco saludable). Necesitas diez minutos y te prometo que vas a preparar un plato saludable, completo y sabroso.

INGREDIENTES

1 tortillita de maíz de fajita
2 huevos
2 o 3 tomates (cherry o el que tengas)
queso al gusto
1 loncha de jamón serrano o cualquier proteína
cebolla morada al gusto
orégano al gusto
una pizca de sal

1. Coloca la tortillita de maíz en un recipiente de cristal (un túper cuadrado o rectangular de cristal te vale). Tienen que sobresalir los cuatro bordes hacia arriba, como si fuera un barquito cuadrado.
2. Ahora añade los dos huevos batidos, una pizca de sal, orégano, dos o tres tomatitos cherry a cuartos, unos dados de queso, unas tiras de cebolla y una loncha de jamón o la proteína que más te guste.
3. Precalienta la máquina 5 minutos a 200 °C.
4. Cocina en la airfryer 10 minutos a 180 °C. Con este tiempo y temperatura te va a quedar crujiente por fuera y cremoso por dentro (como unos huevos revueltos poco hechos). Si lo quieres más hecho, solo tienes que dejarlo 5 minutos más.

¿Sabías que...?

El huevo empieza a coagular a partir de 62 °C y alcanza una textura firme a 70 °C, lo que explica lo rápido que cuaja en la airfryer.

NAPOLITANAS DE CHOCOLATE

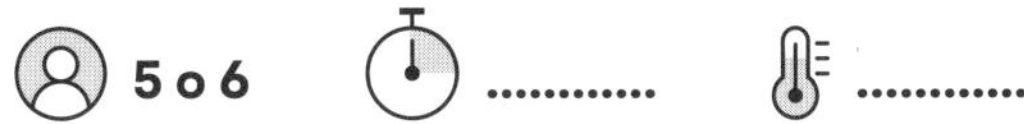

Cuando descubras lo fácil que es hacer la forma de una napolitana y lo rápido que se cocina en la airfryer, las vas a querer desayunar o merendar todos los días.

INGREDIENTES

1 plancha rectangular de hojaldre
azúcar al gusto (opcional)
unas onzas de chocolate o un bote de crema de cacao
1 huevo para pincelar

1. Extiende la plancha de hojaldre y espolvorea azúcar por encima (este paso es opcional, ya que, como el chocolate es dulce, puedes no ponerle). Para que te salgan seis napolitanas medianas corta el rectángulo por la mitad y después cada mitad en tres.
2. Coloca una tira de chocolate en cada rectangulito o unta con crema de cacao. Cierra plegando el extremo más largo de la derecha hacia el centro y luego el de la izquierda. No hace falta que cierres las puntas porque en las napolitanas siempre se sale el chocolate por ahí.
3. Precalienta la freidora de aire 5 minutos a 190 °C.
4. Pinta cada pieza con huevo batido.
5. Introduce en la cesta y cocina 6 minutos a 190 °C. Es probable que no te quepan todas y tengas que hacerlo en dos tandas.
6. Sirve con chocolate rallado por encima o con hilos de chocolate fundido. También las puedes pintar con almíbar para que queden brillantes como las de las pastelerías.

NAPOLITANAS DE JAMÓN Y QUESO

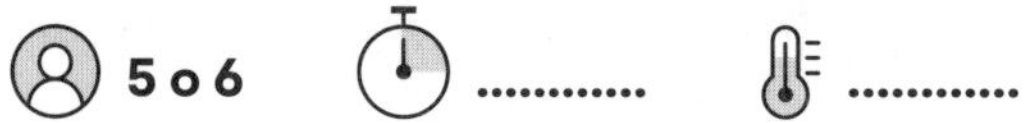

Si tengo que elegir, a pesar de que me gusta el dulce, me quedo con las napolitanas de jamón y queso. Desde que soy pequeña, creo que es mi pieza de bollería favorita, junto con los saladitos. Por eso, te confieso que las hago poco, porque no me puedo controlar y desaparecen. Escríbeme por redes sociales y cuéntame si te has podido comer solamente una.

INGREDIENTES

1 plancha rectangular de hojaldre
1 huevo para pincelar
4 o 6 lonchas de jamón de York
4 o 6 lonchas de queso
semillas de sésamo al gusto

1. La ejecución es la misma que para la receta de las napolitanas de chocolate; lo único que cambia es que, en vez de chocolate, vas a poner jamón de York y queso.
2. Divide la plancha de hojaldre por la mitad y luego cada mitad en tres, corta el jamón y el queso en rectángulos un poco más pequeños que los de las napolitanas y ponlos encima.
3. Esta vez, si te resulta más fácil, en vez de pliegues puedes enrollar (tendría que salirte como una vuelta y media). Aplasta un poquito para que queden planas, pinta con huevo batido y espolvorea unas semillas de sésamo.
4. Precalienta la freidora de aire 5 minutos a 200 °C.
5. Introduce las napolitanas en la cesta y cocina 6 o 7 minutos a 190 °C.

TRUCO

Si no quieres que el queso se salga al cocinar, prepara el relleno, ya cortado en porciones, y congélalo. Monta las napolitanas con el relleno congelado y sigue los mismos pasos. Así el queso se quedará en su sitio.

HUEVO NUBE

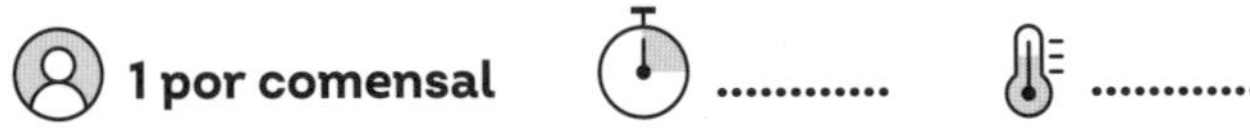

¿Te aburre el huevo frito de toda la vida? A mí jamás, creo que es mi comida favorita del mundo mundial si encima lo acompaño de patatas fritas y de un buen jamón. Pero ¿por qué no hacer el huevo frito más original que te has comido hasta ahora? Se llama huevo nube, literal, un huevo que parece una nube.

INGREDIENTES

1 huevo a temperatura ambiente
AOVE al gusto

1. Separa la yema de la clara, con cuidado de que la yema no se rompa, ya que tendrá que volver a su lugar.
2. Monta la clara a punto de nieve. Lo puedes hacer con varillas eléctricas o a mano. Sabes que está cuando, al darle la vuelta al cuenco, el merengue no se cae al suelo.
3. Para esta receta yo utilizo una bandeja de papel vegetal cuadrada especial para la freidora de aire. Pon el merengue con un poco de gracia, haciendo una especie de cestita, que pueda parecer una nube.
4. Precalienta la freidora de aire 5 minutos a 180 °C.
5. Coloca la yema en el centro, espolvorea un pelín de aceite y cocina de 5 a 7 minutos a 170 °C si lo quieres con la yema líquida. Si te gusta la yema totalmente cocinada, déjalo hasta 8-10 minutos (vigilando de vez en cuando).

¿Y SI LO HACEMOS PIZZA?

Una masa de pizza alta en proteínas, sin hidratos de carbono, facilísima de hacer, original y riquísima. Hazla cada vez que tengas antojo de pizza si te estás cuidando. Te va salvar más de una cena, te lo aseguro.

INGREDIENTES

1 clara de huevo
AOVE en espray
tomate frito al gusto
orégano al gusto
mozzarella rallada al gusto

1. Igual que con el huevo nube, monta la clara a punto de nieve.
2. Espolvorea un poco de aceite sobre el papel vegetal para que no se pegue el merengue y extiéndelo con cuidado con forma de masa de pizza.
3. Precalienta la freidora de aire 5 minutos a 200 °C y cocina la clara 6 minutos a 180 °C.
4. Saca, da la vuelta con cuidado y tendrás la parte de abajo dorada y la de arriba blanca como una nube.
5. Coloca todos los ingredientes como si fuera una pizza italiana: tomate frito, orégano, queso y tus *toppings* favoritos (los míos son beicon y maíz).
6. Cocina otros 4 minutos a 180 °C.

CINNAMON ROLLS

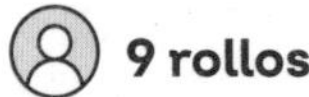 9 rollos 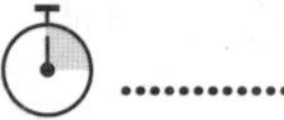 .... 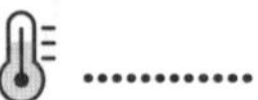 ....

Nacieron en Suecia y son los bollos de canela más famosos del mundo. Si hasta ahora solo los has probado en Ikea, esta página es la señal que necesitas para ponerte a hacerlos en casa ¡y en airfryer! Son laboriosos porque hay que dejar que fermenten, pero te aseguro que vale la pena cada minuto de espera.

INGREDIENTES

Para la masa
300 g de harina de fuerza
1 huevo
1 cucharadita de sal
35 g de azúcar moreno
50 g de mantequilla
15 g de levadura fresca (5 g de levadura en polvo de panadero)
140 ml de leche
colorante al gusto (opcional)
20 g de mantequilla derretida para pintar la masa
un puñado de azúcar para espolvorear la masa
1 cucharada de canela en polvo

Para el *frosting*
25 g de mantequilla
35 g de queso crema
50 g de azúcar glas
1 cucharada de esencia de vainilla
canela para decorar

1. Mezcla en un bol la harina, el azúcar y la sal, y luego incorpora el huevo.
2. Templa la leche unos segundos en el microondas (asegúrate de que NO está caliente, solo templada) y disuelve la levadura en ella.
3. Incorpora la leche poco a poco a la mezcla de harina e inicia el amasado. Puedes amasar a mano o en una amasadora. Lo

segundo obviamente te va a resultar más rápido y sencillo. Yo soy una romántica y me encanta amasar a mano.

4. Cuando esté todo integrado, añade la mantequilla en punto pomada. Amasa hasta tener una bola elástica que no se pegue a los dedos. Déjala en el bol tapada con un trapo durante 90 minutos hasta que fermente.
5. Pasado ese tiempo, estira la masa con ayuda de un rodillo hasta formar un rectángulo.
6. Derrite un poco de mantequilla y pinta con ella toda la masa con ayuda de un pincel de silicona. Espolvorea con azúcar moreno y canela, y enrolla desde la parte más ancha, formando un churrito.
7. Corta los rollitos con un grosor de unos tres o cuatro dedos. Colócalos uno al lado del otro en un recipiente apto para la freidora de aire, formando un rectángulo o cuadrado. Cubre con el trapo y deja que vuelva a fermentar 30 minutos. Verás que han duplicado el tamaño y se han pegado los unos a los otros.
8. Precalienta la airfryer 5 minutos a 160 °C. Introduce los cinnamon rolls y cocina 12 minutos a 160 °C.
9. Mientras, prepara el *frosting* mezclando el queso crema, la esencia de vainilla, el azúcar glas y la mantequilla a punto de pomada.
10. Una vez listos, cubre los rollitos con la crema, espolvorea canela y prepárate para vivir una experiencia religiosa.

TRUCO

Si tanto a la masa como al *frosting* les añades un poco de colorante alimentario, por ejemplo, rojo o rosa, te van a salir unos rollitos de canela de colores, perfectos para cualquier celebración. Te doy una idea: hazlos rojos para sorprender a tu *crush* el Día de San Valentín. Te aseguro que no va a dejar ni uno.

COULANT *HEALTHY*

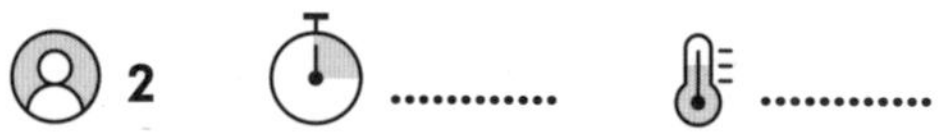

¿Te apetece algo dulce, con mucho chocolate, pero te estás cuidando? Prueba este coulant saludable, sin mantequilla ni harinas. ¡El desayuno más goloso, sin remordimientos!

INGREDIENTES

1 plátano muy maduro
1 huevo
2 cucharadas de cacao desgrasado en polvo
1 cucharadita de levadura
2 cucharadas de leche
endulzante de tu elección o azúcar al gusto (yo no le pongo nada)
1 onza de chocolate 85 % cacao

1. Mezcla el plátano con el huevo, el cacao (yo uso del que no tiene azúcar), la levadura, la leche y el endulzante. Bate con la batidora para que quede todo homogéneo.
2. Coloca en moldes de silicona para flanes o coulant, previamente engrasados con un pelín de aceite para que no se pegue.
3. Introduce una onza de chocolate, que quede cubierta por toda la masa. Con estas cantidades deberían salirte dos coulants.
4. Precalienta la máquina 5 minutos a 170 °C. Introduce los moldes en la cesta y cocina 10 o 12 minutos a 170 °C. No lo hagas demasiado porque el centro tiene que quedar poco hecho.
5. Desmolda con cuidado y come mientras está calentito. Sirve con una bola de helado de vainilla para disfrutar de una experiencia completa.

¿SABES LEER LAS ETIQUETAS DEL CHOCOLATE?

¿Conoces realmente lo que significan los porcentajes que vemos en las tabletas de chocolate? ¿Sabrías elegir el mejor chocolate leyendo sus ingredientes? Te doy las claves para que no vuelvas a dudar. Un buen chocolate debería tener solamente tres ingredientes: cacao (en polvo o pasta de cacao), manteca de cacao y azúcar. Como muchísimo, otros dos, que serían: vainilla o vainillina y la lecitina de soja (que sirve para emulsionar). Si le das la vuelta a la tableta y empiezas a leer más cosas, no estás comprando un buen chocolate. ¿Qué significan los números? 70, 80, 85, 90... Es el porcentaje de cacao que tiene la tableta. Es decir, un 70 por ciento se compone de 70 por ciento de cacao y un 30 por ciento de azúcar. Un 85 por ciento tan solo tiene un 15 por ciento de azúcar. Ahora encuentras en el mercado un montón de chocolates sin azúcar que están llenos de edulcorantes y otros ingredientes. Yo te recomiendo comprar un buen chocolate del 85 por ciento que un mal chocolate sin azúcares.

GALLETAS DE ALMENDRA Y PLÁTANO

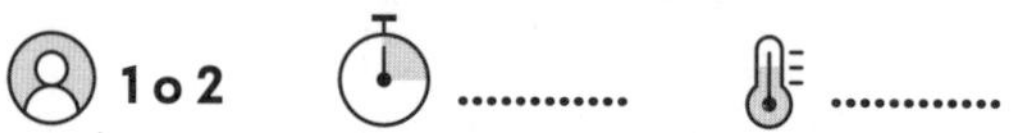

Esta es la receta de galletas más fácil del mundo. Solo necesitas tres ingredientes y vas a obtener unas pastas similares a las de té, pero sin harina, ni azúcar, ni mantequilla.

INGREDIENTES

1 plátano muy maduro
10 cucharadas de harina de almendra
1 tableta de chocolate 85%

Si quieres más, haz más cantidad, pero son tan sencillas que es mejor prepararlas sobre la marcha para que estén recién hechas.

1. Tritura el plátano con un tenedor y añade la harina de almendra. Te va a quedar una masa bastante blandita. Sobre papel vegetal pon la masa y con la cuchara aplasta para dar forma de galleta.
2. Precalienta la máquina 5 minutos a 180 °C.
3. Introduce las galletas y cocina 5 minutos a 180 °C. Abre, da la vuelta y programa otros 5 minutos más.
4. Cuando estén frías puedes bañarlas en chocolate negro fundido.

TRUCO CON PLÁTANOS

¿Tienes plátanos muy maduros y no sabes qué hacer con ellos? Antes de tirarlos, pélalos, trocéalos, mételos en una bolsa especial para alimentación y congélalos. Cuando tengas antojo de algo dulce, sácalos, mézclalos, por ejemplo, con fresas congeladas o un yogur, tritura en una procesadora potente, y ya tienes un helado cremosísimo. Acompáñalo con trocitos de chocolate negro 85 por ciento para que la experiencia ya sea religiosa.

CRUMBL COOKIES

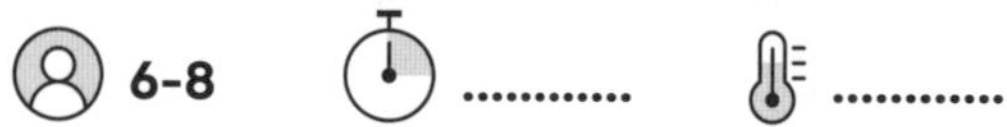

Son las galletas de moda, y no me extraña porque son enormes y están deliciosas. Lo que quizá no sepas es que nacieron en Estados Unidos, concretamente en Utah, en 2017. Dos primos, que no eran pasteleros, se propusieron el reto de crear la mejor galleta de chocolate. Y lo hicieron tan bien que las convirtieron en las cookies más virales de internet y del país, con más de mil tiendas donde poder degustarlas. Si no tienes previsto cruzar el charco, te dejo la receta para que puedas hacerlas en la airfryer. Son tan fáciles que te va a dar menos pereza que hacer las maletas.

INGREDIENTES

250 g de mantequilla
100 g de azúcar blanco
200 g de azúcar moreno
2 huevos
una pizca de sal
un chorro de esencia de vainilla
1 cucharadita de polvos para hornear
500 g de harina
pepitas de chocolate blanco, negro, Lacasitos, Conguitos (lo que más te guste para el relleno) al gusto

1. Mezcla la mantequilla a punto pomada con el azúcar blanco y el azúcar moreno. Añade un huevo e integra. Después, añade el segundo huevo. Incorpora una pizca de sal y un chorrito de esencia de vainilla.
2. Cuando tengas una masa homogénea, tamiza poco a poco la harina junto con la cucharadita de polvos de hornear. Continúa amasando hasta que puedas hacer una bola que no se pegue en los dedos.

3. Si quieres hacer distintos sabores, divide la masa en dos o tres porciones y mezcla con Lacasitos, pepitas de chocolate blanco, negro, Conguitos, frutos secos…
4. Con la ayuda de una cuchara para servir helado, coge bolas de masa y ponlas sobre papel vegetal especial para airfryer. Asegúrate de que dejas espacio entre las galletas, porque al hornearse van a crecer a lo ancho.
5. Precalienta la máquina 3 minutos a 190 °C. Coloca las galletas y cocina 10 minutos a 180 °C. Haz tantas tandas como necesites.
6. Sirve con un vaso de leche o sin nada. Son un auténtico vicio.

TRUCO
¿QUIERES RELLENO CREMOSO?

¿Para conseguir ese efecto de relleno cremoso y chorreante al morder la galleta solamente tienes que poner montoncitos (como si fueran unas pastillas grandes) sobre papel vegetal (por ejemplo, de crema de chocolate, avellanas o cacahuete). Mete al congelador y, a la hora de hacer las galletas, introduce la pieza congelada en el centro de la masa, de manera que quede totalmente cubierta. Continúa el proceso y el calor de la freidora de aire hará que se descongele, para que al darle el mordisco salga todo el relleno.

¡Puedes crear tantos rellenos como se te ocurra! Chocolate blanco con fresa, queso crema con mermelada para un estilo cheesecake, crema de almendras o puré de calabaza, canela y jengibre para Navidad, chocolate y trocitos de avellana tipo Ferrero, con frambuesas y arándanos para un toque fresco… ¡Le pega todo!

HUEVO SOUFFLÉ AIRFRYER

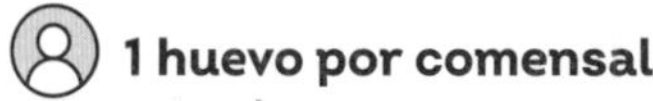

....
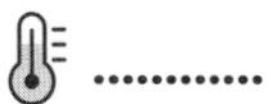

¿Te acuerdas que antes solo nos dejaban comer un par de huevos a la semana? ¡Menos mal que la ciencia avanza, porque yo no podría vivir sin, al menos, un huevo al día! Normalmente lo preparo para desayunar, creo que nunca me aburriré de este alimento. Siempre hay formas divertidas de prepararlo, que alegran la vista y el paladar. Por ejemplo, versión soufflé.

INGREDIENTES

1 huevo
sal al gusto
pimienta al gusto
un puñadito de semillas de sésamo
aceite para engrasar el molde

1. Separa la clara de la yema y monta la clara. Si vas a hacer más de uno, monta las claras juntas y luego divide en porciones individuales.
2. Añade a la clara sal y pimienta al gusto.
3. Engrasa un bol pequeño con un poco de aceite (yo te recomiendo un molde para magdalenas o una flanera apta para horno).
4. Cubre el fondo del molde con el merengue y haz un pequeño agujero con ayuda de una cuchara para introducir la yema. Cubre la yema con más clara, con cuidado de que no se rompa. Deja la superficie redondita y lisa, como si fuera un cupcake.
5. Espolvorea semillas de sésamo.
6. Precalienta la freidora de aire unos 3 o 5 minutos a 180 °C.
7. Introduce los moldes y programa 5 minutos a 180 °C. Tiene que quedar ligeramente tostado.

8. Desmolda con cuidado de que no se rompa o sirve directamente en el molde.

¿SABES POR QUÉ LOS HUEVOS EN EL SUPERMERCADO NO ESTÁN EN LA NEVERA?

Debajo de la cáscara hay una película que se llama cutícula, que es la que mantiene el contenido del huevo totalmente estéril. Esta piel es muy sensible a cambios de temperatura y, si se rompe, si la cáscara estuviera contaminada con salmonela u otras bacterias, al ser porosa, entrarían al huevo y sería peligroso comerlo. Así que hasta que llegan a tu cocina, los huevos están a temperatura ambiente. Y en casa, ¿por qué los metemos al frigorífico? Porque el frío ayuda a que se conserven mejor, aunque durante los primeros 28 días desde su puesta podríamos guardarlos en cualquier sitio, y se mantendrían en buen estado igualmente. ¡Ojo! No los laves antes de meterlos en la nevera porque la cutícula se puede romper y se pueden contaminar.

CESTITAS RELLENAS

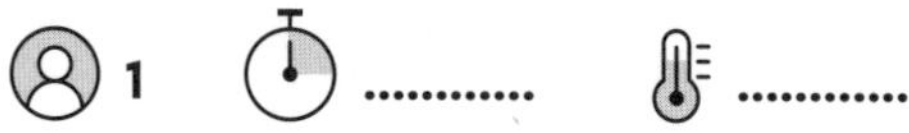

¿Es tortilla? ¿Es pizza? ¿Una quiche? No lo tengo claro, lo que sí sé es que, si no tienes muchas ganas de complicarte, es un plato rápido, saludable, completo a nivel nutricional, perfecto para desayunar o cenar, y rico. ¿Quién da más?

INGREDIENTES

1 tortillita de fajita
1 cucharada de tomate frito
orégano al gusto
queso rallado al gusto
pavo o jamón de York al gusto
1 huevo
aceite en espray

Necesitas un molde cuadrado un poco más pequeño que la tortillita de fajita para que puedas colocarla de manera que te quede una especie de cesta. Yo uso un túper cuadrado de cristal refractario.

1. Coloca la tortillita, después una cucharada de tomate frito, orégano, añade pavo o jamón de York a tiras, queso rallado y un huevo. Añade un flis de aceite en espray.
2. Precalienta la máquina 5 minutos a 200 °C.
3. Introduce la cestita y cocina 7 o 10 minutos a 175 °C hasta que veas que el huevo se ha hecho.

TRUCO

¿Te has fijado en que en los rollos de papel de aluminio o papel film hay como unas pestañitas en los dos laterales? Son para que las metas hacia dentro y se quede completamente sujeto el rollo y, así, cada vez que tires para sacar un poco, se quede fijo, sin salir volando. Además, también lo ayuda a girar. ¡Lo que se aprende en redes sociales! Porque yo de esto, si no lo llego a ver en TikTok, jamás me habría enterado.

PALMERITAS DE VIOLETAS

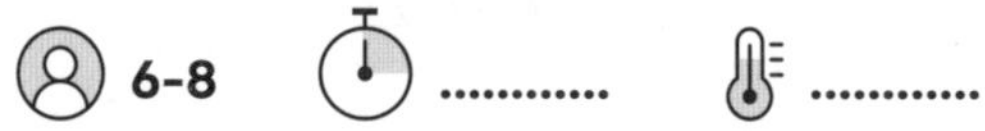

Esta receta me la inventé para la grabación de un reportaje del programa de Telemadrid *Aquí se hace* en el que soy reportera. Recorremos la Comunidad de Madrid para enseñar los productos y alimentos que se fabrican, bien de forma artesana, bien de forma industrial. Pues bien, en Morata de Tajuña se elaboran las palmeritas de chocolate más famosas del mundo. Entre los seis obradores preparan más de cien toneladas al año de más de treinta sabores diferentes. Yo me propuse crear unas que no existieran y fueran madrileñas. ¿Y qué hay más madrileño que los caramelos de violetas? Las amarás o las odiarás, pero te aseguro que si ya tienes una edad te van a hacer viajar a tu infancia.

INGREDIENTES

1 plancha de hojaldre
un puñado de azúcar
colorante liposoluble morado al gusto
1 tableta de chocolate blanco
unas gotitas de esencia de violeta
10 o 15 caramelos de violeta para decorar
1 cucharada de aceite de coco

Para el almíbar
150 g de azúcar
200 ml de agua
50 g de miel
1 cucharada de esencia de violeta

1. Extiende la plancha de hojaldre y espolvorea azúcar por encima.
2. Enrolla los extremos, por el lado más largo, desde fuera hacia dentro, de forma que los dos rollitos se junten en el centro. Ya tienes la forma de la palmera.

3. Mete en la nevera 30 minutos para que te sea más fácil cortar las palmeritas, que deberían tener un grosor de aproximadamente un dedo.
4. Cuando las tengas todas cortadas, precalienta la airfryer 5 minutos a 200 °C.
5. Introduce las piezas de hojaldre y programa 6 minutos a 190 °C.
6. Para que queden tan jugosas como las de Morata de Tajuña vamos a bañarlas en un almíbar (obvio, allí no me dieron la receta de este elixir secreto, pero yo me lo he inventado y queda bastante apañado).
7. En una sopera pon el agua, el azúcar y la miel a fuego medio. Remueve sin parar hasta que espese un poco, no demasiado, ya que necesitamos un almíbar líquido.
8. Echa la mezcla en un recipiente y deja que enfríe un poco.
9. Después, añade la cucharada de esencia de violetas (la puedes comprar en tiendas especializadas en pastelería o directamente en internet, yo la compro en Amazon).
10. Cuando esté templado, emborracha cada palmerita en el almíbar. Asegúrate de que quedan bien bañadas para que estén jugosas.
11. Mientras se escurren, funde la tableta de chocolate blanco. Lo puedes hacer en el microondas a golpes de 30 segundos, al baño maría o en la airfryer, así que prográmala a 160 °C y remueve cada 30 o 40 segundos, hasta que se derrita por completo.
12. Pon colorante morado (siempre liposoluble para que no se corte el chocolate) hasta alcanzar el color deseado. Añade unas gotas de esencia de violetas para que tengan aún más sabor. Sumerge las palmeritas y deja escurrir en una rejilla.
    Mi truco es añadir una cucharada de aceite de coco para que el chocolate quede más brillante, líquido y endurezca mejor.
13. Machaca unos caramelos de violeta y espolvorea las migas sobre el chocolate. Puedes dejar alguno entero para que quede más bonito.

14. Mete unos minutos en la nevera para que terminen de endurecer y las tienes.

¿Sabías que...?

La receta original de los caramelos de violeta es ultrasecreta. Pasa de generación en generación a los propietarios de La Pajarita y solamente ellos la conocen. En la actualidad siguen elaborando sus caramelos de la misma forma artesanal que en 1852, cuando llegaron a Madrid. Utilizan los troqueles originales y las esencias son todas naturales. Grabé un reportaje con ellos hace unos años, y es uno de los más bonitos y especiales que he hecho.

CRUASÁN NY ROLL

1 rollo (2 comensales) 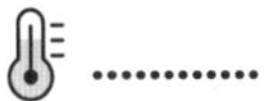

Ha sido el cruasán más viral de redes sociales sin ser siquiera un cruasán. Me parece increíble el poder que tienen plataformas como TikTok o Instagram. Si algo se viraliza y se pone de moda, puede llegar a convertirse en todo un fenómeno mundial que roza la obsesión. Es lo que pasó con este postre que nació en Lafayette Grand Café and Bakery, un obrador del NoHo de Nueva York. Lo bautizaron como The Suprême, inspirado en el pain au chocolat francés (o sea, las napolitanas). En esencia, si no lo conoces, es una espiral de hojaldre rellena de cremas de lo más gochas y cubiertas de glaseado. Lo vendían desde hacía tiempo, pero no se hizo viral hasta que una persona grabó un vídeo que subió a TikTok. Desde entonces, las colas para hacerse con uno dan la vuelta a la manzana. Tal ha sido el fenómeno que ya muchas pastelerías españolas los preparan. La buena noticia es que se puede hacer en casa y en la freidora de aire. Así que, si todavía no tienes planeado el viaje a Nueva York, aprovecha y prepáralo en casa. (Obviamente no va a ser igual, porque para elaborar la masa ellos emplean tres días y nosotros vamos a utilizar hojaldre comprado, pero el resultado es bastante bueno).

INGREDIENTES

1 plancha cuadrada de hojaldre
azúcar al gusto
canela en polvo (opcional)

1. Desenrolla la plancha de hojaldre y espolvorea azúcar por encima (o canela, si prefieres).
2. Corta tiras de unos dos o tres dedos de grosor a lo largo de

toda la plancha, intenta que queden lo más rectas posibles (con un cortapizzas se hace fenomenal).

3. Ahora vas a empezar enrollando la primera tira, muy apretada, hasta el final. Cuando termines, une el final con el inicio de la siguiente y continúa enrollando. Haz lo mismo hasta que termines con todo el hojaldre.
4. Busca un molde metálico redondo un poco más ancho que el hojaldre para meterlo dentro (un molde de bizcocho pequeño o los que se utilizan para presentar la ensaladilla rusa con forma redonda te sirven). El molde va a impedir que el hojaldre crezca por arriba y por los laterales, de forma que nos quedará un rollo plano y compacto.
5. Precalienta la freidora de aire 5 minutos a 170 °C.
6. Introduce el molde con el cruasán y cocina 20 minutos a 150 °C.
7. Dale la vuelta y programa otros 20 minutos a 150 °C.

RELLENOS

Lo que hace especial este postre son los rellenos, cuanto más gochos, mejor: crema de cacao, nata, crema Lotus, mermelada, etc. Mis favoritos son de crema de avellanas y de crema de pistacho. Para rellenar necesitas una jeringuilla de pastelería, que te va a permitir inyectar la crema directamente hasta el fondo del rollito.

CREMA DE PISTACHO

INGREDIENTES

200 g de pistachos tostados
100 g de chocolate blanco
2 cucharadas de leche en polvo

1. Lo primero, para hacer esta crema tienes que confiar en el proceso, porque van a pasar minutos y vas a pensar que no sale. Necesitas una buena procesadora.
2. Comenzamos. Introduce los pistachos y empieza a triturar. Para de vez en cuando, baja el polvito que se queda pegado en las paredes y sigue triturando. Al rato, vas a ver que se liberan los aceites esenciales del pistacho y que se empieza a formar una pasta, sigue triturando. Deja descansar la batidora de vez en cuando para que no se queme el motor. Tardarás un buen rato, pero al final vas a conseguir una crema de la consistencia de una Nocilla.
3. Cuando la tengas, añade 100 g de chocolate blanco derretido (a golpes de 30 segundos en el microondas) y 2 cucharadas de leche en polvo. Tritura unos segundos más hasta tener la crema.

SÁNDWICH DE CALABACÍN

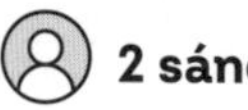 **2 sándwiches** 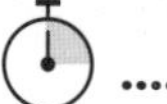 ………… 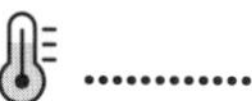 …………

El otro día mi amiga Alba me enseñó el concepto *brinner*, que significa: *breakfast for dinner*, es decir, cenar alimentos típicos del desayuno. Ahora bien: ¿tú qué desayunas? ¿Eres más de dulces y, por lo tanto, para cenar te encantarían, por ejemplo, unas tortitas con chocolate, leche con cereales o yogur con fruta? ¿O eres más de salado? Para mí el desayuno y la cena podrían ser perfectamente la misma comida, pero siempre en salado: fajita con aguacate, queso y pavo, huevo a la plancha, huevos revueltos y, por supuesto, este sándwich de calabacín.

INGREDIENTES

½ calabacín mediano
150 g de queso mozzarella rallado
sal al gusto
una pizca de eneldo (fresco o seco)
1 cucharada de queso crema
½ aguacate
2 lonchas de salmón ahumado
1 huevo a la plancha o poché

1. Corta el calabacín en rodajas muy finas con la ayuda de una mandolina, o con mucha paciencia con un cuchillo muy afilado.
2. Seca la humedad apretando ligeramente el calabacín con papel absorbente.
3. Coloca las rodajas sobre papel vegetal para freidora de aire, una al lado de otra, superponiéndolas ligeramente. Tienes que formar un rectángulo que quepa dentro de la cesta.
4. Añade sal al gusto y el eneldo (o cualquier otra especia que te guste).

5. Cubre con el queso mozzarella, que va a ser nuestro pegamento.
6. Precalienta la freidora de aire 3 minutos a 180 °C.
7. Introduce el calabacín en la cesta y programa 7-9 minutos a 180 °C.
8. Cuando veas el queso tostado, ya estaría listo.
9. Deja que enfríe un poco para darle la vuelta en un plato.
10. Rellena como si fuera un sándwich. A mí me encanta con queso crema, aguacate, salmón y huevo a la plancha.
11. Cierra por la mitad y cómetelo con las manos o con cuchillo y tenedor.

TRUCO

Hacer huevos poché perfectos es complicado. En mi libro anterior tienes una receta hasta de cómo hacerlos en la airfryer (la verdad es que con bastantes buenos resultados). Aun así, mi favorita es con un colador. Te aseguras de que sale perfecto el cien por cien de las veces. ¿El único inconveniente? Que luego hay que limpiar el colador. Estos son los pasos:

1. Pon a hervir agua en una sopera.
2. Coloca un colador sobre la sopera (puedes sujetarlo con una cucharita o un tenedor si tiene el típico agujero en un extremo).
3. Asegúrate de que el agua cubre el colador casi por completo.
4. Casca un huevo dentro del colador.
5. Tapa con la tapadera para que se haga más rápido (vigila que no se rebose el agua, baja un poco la temperatura).
6. Deja que cocine entre 3 y 5 minutos. Saca el colador del agua y sirve el huevo con ayuda de una cuchara.

PAN DE ZANAHORIA

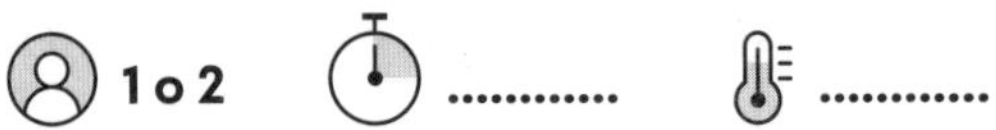

Si te apetece un sándwich, pero no tienes pan de molde, y si además te estás cuidando, prepara estos panecillos de zanahoria y hazte un *brunch* saludable en poco más de 20 minutos.

INGREDIENTES

2 zanahorias ralladas	sal al gusto
2 huevos	1 cucharadita de levadura química
100 g de harina de avena	

1. Pela y ralla las zanahorias, añade los huevos, la harina de avena (puedes usar también harina normal), una pizca de sal y la cucharadita de levadura química en polvo.
2. Mezcla muy bien y luego llévalo a un recipiente cuadrado de vidrio refractario (el típico túper de cristal apto para horno te sirve).
3. Precalienta la freidora de aire 5 minutos a 180 °C. Introduce el molde y programa 15 minutos a 175 °C.
4. Al terminar, abre por la mitad como si fuera un bocata, rellena de lo que quieras y mételo a la sandwichera.
5. También lo puedes dorar en la freidora de aire 3 o 5 minutos a 200 °C.

TRUCO

¿Se te ha quedado la barra de pan más dura que una plancha de acero? Puedes hacer pan rallado. Pero si lo que quieres es mojar la yema de huevo, que sepas que se puede resucitar. Moja el pan con agua, mételo debajo del grifo un poco si hace falta. Precalienta la freidora de aire unos minutos a 200 °C. Introduce la barra de pan en la cesta y programa unos 5 o 10 minutos a 190 °C. Ve abriendo de vez en cuando, controlando que no se queme. Si pasado ese tiempo todavía está húmedo, déjalo un poco más. Los tiempos no pueden ser exactos porque dependerá de la cantidad de agua que le hayas puesto. Cuando lo saques, cuidado, no te quemes, que tendrás un pan como recién hecho. Es milagroso.

EL PICOTEO CON AMIGOS

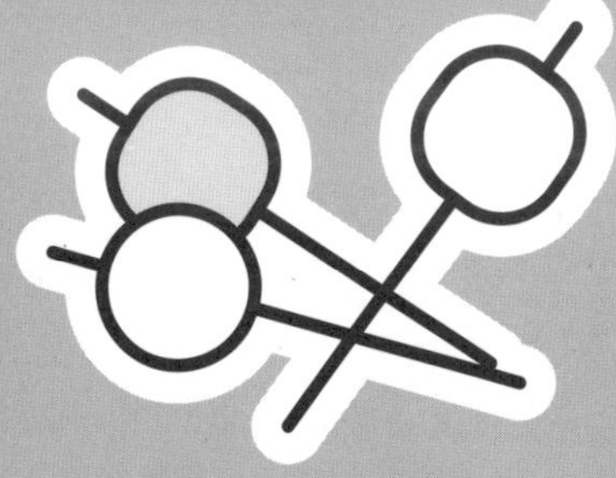

QUESADILLAS

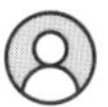 **1 quesadilla por comensal** 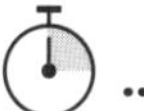 .... 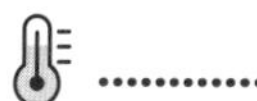 ....

Uno de mis clásicos que nunca fallan. Perfectas si has invitado a alguien y no tenías nada preparado. Como el queso combina con todo, cualquier relleno triunfa, desde el simple jamón, queso y aguacate a algo más elaborado como pollo o verduras.

INGREDIENTES

- tortillita de fajitas (una por persona)
- 1 o 2 lonchas de queso fundente por quesadilla
- jalapeños al gusto
- taquitos o 1 o 2 lonchas de jamón de York por quesadilla
- 2 cucharadas de maíz dulce por quesadilla

1. Precalienta la airfryer 5 minutos a 200 °C.
2. Rellena la tortillita con los ingredientes, dobla por la mitad, presiona bien para que no se separe y cocina 6 minutos a 180 °C.

IDEA DE APROVECHAMIENTO

Si te sobra pollo asado, prepara al día siguiente unas quesadillas de pollo con maíz y salsa barbacoa.

QUESADILLAS DE PULPO

Si tienes una pata de pulpo y quieres cocinarla de una manera diferente, puedes prepararla en modo tacos o quesadillas. Corta el pulpo en trozos pequeños, pocha unas tiras de pimiento rojo y pimiento verde con media cebolla morada bien finita. Monta la tortillita con las verduras, queso rallado y el pulpo, y cocina 6 minutos a 180 °C.

CROQUETAS DE HUEVOS FRITOS CON JAMÓN

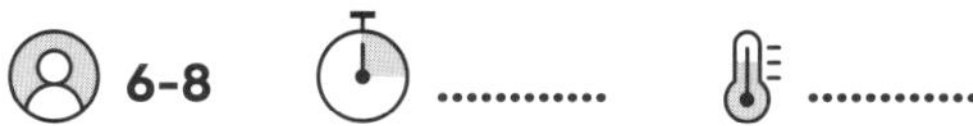

Parece una ida de olla, pero te prometo que son una auténtica delicia. De hecho, si lo piensas, hay recetas de croquetas a las que se les ponen huevos duros. Pues esto es lo mismo, pero con puntillita. Propón a tus colegas un concurso de croquetas y lleva estas. Ganas seguro.

INGREDIENTES

50 g de mantequilla
60 g de harina de trigo
1 l de leche (o 750 ml y 250 ml de caldo de jamón)
150 o 200 g de jamón
4 o 5 huevos fritos
pimienta al gusto
nuez moscada al gusto
AOVE en espray

Para el rebozado

1 huevo
pan rallado o panko
AOVE en espray

1. En una sartén pon la mantequilla a fuego medio y deja que se funda. Incorpora la harina y mezcla con unas varillas o una lengua de silicona. Deja 3 o 4 minutos a fuego medio para que se tueste la harina.
2. Añade la leche a chorrito, sin dejar de remover. Si quieres la versión prémium y tienes huesos de jamón, prepara previamente un caldo y en vez de un litro de leche añade 750 ml y el resto, caldo de jamón.
3. Cuando empiece a espesar la bechamel echa el jamón.
4. Prepara 4 o 5 huevos fritos (te diría que los hicieras en la freidora de aire, pero aquí lo que queremos es que tengan bien de puntillita). Corta los huevos con tijeras en trocitos pequeños.

5. Retira la sartén del fuego, deja que temple un poco y añade los huevos.
6. Remueve, retira a un recipiente, cubre con papel film, que haga contacto con la masa, y mete a la nevera unas horas.
7. Bolea las croquetas, pasa por pan rallado, huevo y pan rallado, y rocía con un poco de aceite en espray las dos caras. Para asegurarte de que no se rompen en la freidora de aire, puedes dar dos capas de huevo y pan.
8. Precalienta la máquina 5 minutos a 190 °C , coloca las croquetas en la cesta y programa 10 o 12 minutos a 180 °C . A los 8 minutos dales la vuelta y listo.

VERSIÓN 2.0. CROQUETAS DE HUEVOS FRITOS CON CHORIZO O TXISTORRA

¿Es una bomba? Por supuesto, pero ¡qué bomba más rica! De nuevo sigue todos los pasos para hacer la bechamel. Desmiga una ristra de chorizo o una txistorra y fríe en una sartén. Retira un poco de la grasa que haya soltado (esto es opcional) y añade a la bechamel cuando empiece a coger forma. Ahora, como antes, prepara 4 o 5 huevos fritos con puntillita, córtalos en trocitos con unas tijeras y, cuando tengas la masa templada, se los añades, removiendo. Deja que enfríe en la nevera, forma las croquetas, cocina siguiendo las mismas indicaciones. Si quieres, fríelas en la sartén con aceite. ¡Siempre a gusto del consumidor!

PANINIS

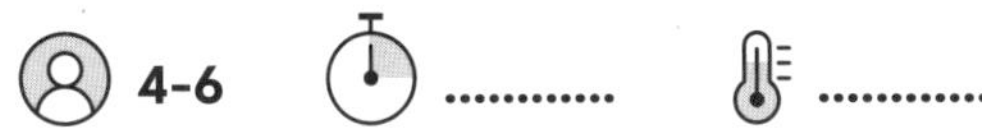

Yo a esto lo llamo pizza para vagos o pizza de aprovechamiento, porque te sirve para dar salida a esa barra de pan que se te está poniendo blandengue o dura.

INGREDIENTES

1 barra de pan
tomate frito al gusto
queso mozzarella rallado al gusto
orégano al gusto
tus ingredientes favoritos en una pizza

1. Corta la barra de pan en porciones del largo de la cesta de la airfryer (si no, no te van a caber) y ábrelas del todo, como si te fueras a hacer un bocadillo. Trata cada rebanada como si fuera la masa de una pizza.
2. Añade tomate frito, orégano, mozzarella rallada y tus ingredientes favoritos para la pizza. Para mí son imprescindibles el beicon, la salsa barbacoa y el maíz. Puedes hacer una cuatro quesos, otra de atún, otra de verduritas con todas las que tengas por la nevera, otra de jamón de York y piña…
3. Precalienta la máquina 5 minutos a 200 °C.
4. Coloca los paninis en la cesta y programa 5 o 6 minutos a 190 °C. Cuando veas que los ingredientes están hechos, el queso fundido y el pan crujiente, ya están listos.
5. Puedes servir un panini por persona o hacer tiras largas de distintos sabores; córtalas una vez terminadas en porciones

de dos o tres dedos de grosor para conseguir un plato de canapés sabor pizza.

TRUCO PARA EL QUESO

Para evitar que a los quesos duros les salga una capa blanca e incluso verde te recomiendo que los untes con aceite de oliva antes de meterlos en la nevera. Si ya no hay remedio y les está saliendo la capa de moho, no significa que haya que tirar todo el queso a la basura. Raspa esa zona o corta una loncha, aplica aceite y vuelve a conservar.

FRUTOS SECOS

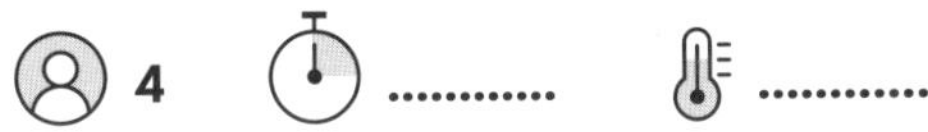

Tostar frutos secos con la airfryer es facilísimo. ¿Qué ventajas tiene? Además de que es algo más barato, para mí lo fundamental es que te permite controlar la cantidad de sal y aceite que vas a consumir.

Puedes secar cualquier fruto seco en la freidora de aire. Quedan especialmente bien las almendras. También me gustan mucho las avellanas y los anacardos.

INGREDIENTES

200 g de frutos secos al natural (avellanas, anacardos, almendras, cacahuetes...)
AOVE al gusto
sal al gusto

1. Para preparar los frutos secos que elijas, no tienes más que añadir un poco de aceite y sal, y dar un masaje para que se impregnen todas las zonas por igual.
2. Precalienta la freidora de aire 5 minutos a 180 °C.
3. Coloca los frutos secos en papel vegetal o en un recipiente apto para la freidora de aire, ya que por los orificios de la cesta se pueden caer al fondo. Procura que no se monten unos sobre otros. Introduce en golpes de 3 o 4 minutos a 175 °C, unos 6 u 8 minutos en total.
4. Abre la cesta a la mitad del cocinado y remueve para que se hagan todas las caras por igual. Deja hasta conseguir el punto de tostado que prefieras.

FRUTOS SECOS ESPECIADOS

Te dejo esta mezcla de especias que puedes añadir a tus frutos secos para disfrutar de un cóctel agridulce muy rico.

INGREDIENTES

200 g de frutos secos al natural (avellanas, anacardos, almendras, cacahuetes...)
4 cucharadas de AOVE
1 cucharada de pimentón
1 cucharadita de canela
1 cucharada de azúcar moreno
1 cucharadita de sirope de agave o miel
sal al gusto

1. Espolvorea los frutos secos con un poco de aceite y masajea para que llegue de forma homogénea a todos sus rincones.
2. Precalienta la freidora de aire 5 minutos a 180 °C.
3. Coloca papel vegetal en la cesta e introduce los frutos.
4. Cocina 4 minutos a 175 °C, abre la cesta, sacude y cocina dos minutos más.
5. Mientras, en un bol, haz una mezcla con las cuatro cucharadas de aceite, el pimentón, la canela, el azúcar moreno, el sirope de agave (o miel) y la sal. Puedes poner un poco de cayena en polvo si te atreves con el picante.
6. Reboza bien los frutos secos con esta mezcla y tuesta de nuevo otros 5 minutos a 175 °C. Sacude una vez transcurrida la mitad del tiempo. Si al sacar ves que falta un poco, programa 1 o 2 minutos más.

¿Sabías que...?

El cacahuete en realidad no es un fruto seco, sino una legumbre. Igual con esta información te acabo de volar la cabeza, o quizá ya lo sabías. Yo lo descubrí grabando un reportaje, de los muchos que habré hecho en huertos de paisanos en mis cuatro años en el programa *Aquí la Tierra*. Lo más curioso de todo es que se desarrollan bajo tierra, pero no son tubérculos, son legumbres. ¿Cómo es esto? Los frutos secos son el fruto de la flor..., y el cacahuete, la semilla. Fíjate que, igual que las habas o los guisantes, va envuelto en una vaina. Lo que ocurre, sin ser yo botánica, es que, una vez que la flor es polinizada, el tallo crece y se entierra, con lo que las vainas se desarrollan bajo tierra. Así que ni fruto seco ni tubérculo. Y por eso, cuando lees los alérgenos de cualquier producto, por un lado te ponen «Frutos de cáscara» y por otro «Cacahuetes». Esta pregunta ya no la fallas en el Trivial.

CHIPS DE PLÁTANO MACHO

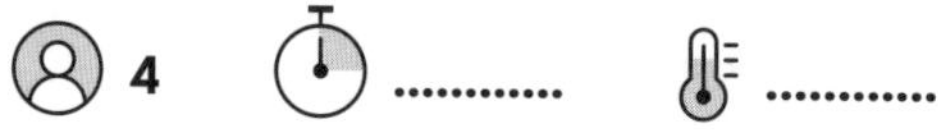

¿Alguna vez has visto en el mercado plátanos gigantes de color verde? Son plátanos macho. Yo no los había probado nunca, y he de reconocer que especiados y cocinados en la airfryer están deliciosos. Se pueden llegar a convertir en tu snack saludable favorito, así que dales una oportunidad y prepáralos uno de esos días en los que abrirías una bolsa de patatas con bien de glutamato y te la comerías de una sentada sin compartir. Aunque esta sección es «con amigos», así que, comparte, anda.

INGREDIENTES

2 plátanos macho	sal y pimienta al gusto	AOVE al gusto

1. Lo más complicado de la receta es pelar los plátanos, ya que la piel es bastante dura. Corta los dos extremos y con la ayuda del cuchillo haz cortes siguiendo las líneas en relieve que tiene la banana. Cuidado, no profundices demasiado para no estropear la fruta. Tira de la cáscara, debería despegarse mucho más fácilmente. Si queda algún resto, quítalo con el cuchillo.
2. Ahora corta los dos plátanos en rodajas con una mandolina. Es clave que todas las piezas sean igual de gruesas para que se cocinen por igual.
3. Ponlas en un bol y mezcla con sal, pimienta y un poco de aceite.
4. Precalienta la airfryer 5 minutos a 200 °C.

5. Introduce las chips y cocina 10 minutos a 180 °C. Agita la cesta, por lo menos dos veces, para que se doren por todos los lados por igual.
6. Sirve con un bol de guacamole para dipear.

¿Sabías que...?

Todos los plátanos son el mismo plátano. La primera vez que me lo contaron casi me explota la cabeza. A ver cómo te explico yo esto. ¿Te has fijado en que los plátanos no tienen semillas? Al menos los comerciales. Si vas a la selva y encuentras uno salvaje es muy probable que sí tenga porque no ha sido modificado por el hombre a lo largo de los siglos. Y si no tienen semillas, entonces ¿cómo se reproducen? Lo cierto es que no se reproducen sexualmente, sino que las plantas producen unos chupones que van creciendo y con el tiempo se convierten en una nueva platanera. Es decir, ocurre lo mismo que en *Star Wars*, que todos los soldados imperiales son clones de Jango Fett. ¿Y cuál es el plátano original del que provienen todos los plátanos que nos comemos en pleno siglo XXI? Los plátanos que consumimos, incluido el canario, vienen de un grupo llamado Cavendish, que surgió en China a principios de 1800. Se distribuyeron clones de esta planta por todo el mundo y, doscientos años más tarde, seguimos cultivando hermanos exactamente idénticos. Ojo, este sistema tiene un problema enorme, y es que si una enfermedad afectara a esta variedad, la pandemia sería brutal y la especie quedaría fulminada. De hecho, esto ya pasó en los años treinta del siglo pasado con otra variedad anterior al Cavendish, que ya no existe porque un hongo la fulminó. ¿Se acabarán extinguiendo nuestros plátanos? Por si las moscas, tú aprovecha y cómete todos los que puedas.

PATATAS CHIPS SABOR JAMÓN

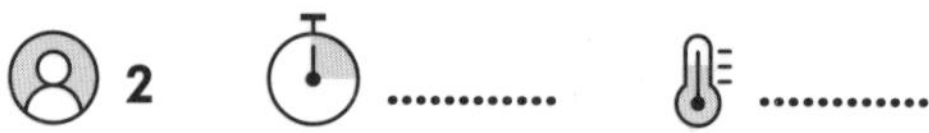

Te confieso que no saben igual que las de las bolsas, pero están riquísimas, son saludables y se hacen con dos ingredientes (no quiero ni contar los que llevan las industriales).

INGREDIENTES

2 patatas medianas	polvo de jamón al gusto	AOVE en espray

1. Pela y lava las patatas y córtalas muy finas con una mandolina.
2. Mételas en agua muy fría durante unos minutos.
3. Seca con un trapo limpio o papel de cocina, ponlas en un bol, añade un poco de aceite y masajea para que llegue a todas las caras.
4. Precalienta la máquina 5 minutos a 170 °C, introduce las patatas y cocina 5 minutos a 160 °C, para que se ablanden. Puedes también meterlas al microondas unos dos minutos y medio a máxima potencia.
5. Sácalas a un recipiente para echarles aceite en espray y polvo de jamón.
6. Después, vuelve a colocar en la cesta y programa 10 minutos a 185 °C, sacudiendo a mitad de tiempo.
7. Haz este proceso tantas veces como sea necesario hasta tener la cantidad de chips deseada.

POLVO DE JAMÓN PASO A PASO

INGREDIENTES

4 o 5 lonchas de jamón (cuanto mejor sea, más rico)

1. Precalienta la freidora de aire 5 minutos a 200 °C .
2. Coloca las lonchas de jamón en la cesta de la freidora. Aprovecha y cubre toda la cesta con jamón.
3. Cocina 10 minutos a 180 °C, dando la vuelta a la mitad. En función de lo gordas que sean las lonchas tardarás más o menos tiempo en secarlas, ve vigilando.
4. Cuando estén crujientes, saca y deja que enfríen.
5. Tritura con una procesadora para hacer un polvo muy fino. Si no tienes, puedes hacerlo con un mortero.

Con el polvo de jamón puedes aderezar platos como, por ejemplo, el salmorejo, sopas, verduras. También te sirve como sustituto de la sal en cualquier receta.

¿SABES INTERPRETAR LAS ETIQUETAS DEL JAMÓN IBÉRICO?

Con el jamón me pasa como con el vino: me fascina aunque no entiendo mucho. Eso sí, en cuanto me lo llevo a la boca sé si está bueno, regular o no demasiado bueno. Como diría mi madre: «Soy de morro fino». Con los años, y como he grabado reportajes por todo el país, he tenido la oportunidad de aprender muchísimo. A interpretar las etiquetas del jamón me enseñó

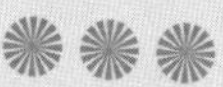

Alejandro, que tiene un puesto de charcutería de toda la vida en el mercado de Vallehermoso en el barrio madrileño de Chamberí. Te dejo un resumen supersencillo para que, cuando compres ibérico, sepas lo que estás llevando a casa. Ibérico hace referencia a la raza del cerdo, pero todo el jamón ibérico no lo es cien por cien y no todos los cerditos se alimentan de lo mismo. La clave es qué comen y si tienen ocho apellidos porcinos o no. ¿Quién nos da esa información? El color de las etiquetas que llevan en la pezuña, que puede ser:

–NEGRO: jamón de bellota cien por cien ibérico. O sea, ocho apellidos porcinos garantizados con madre y padre cien por cien de raza ibérica. Estos cerditos se han alimentado en la etapa de engorde de bellotas y demás recursos de la dehesa.

–ROJO: jamón de bellota ibérico. Estos marranos también han sido alimentados en la dehesa con bellotas, pero no son Targaryens puros. Con esta etiqueta podemos encontrar raza ibérica al 75 por ciento y al 50 por ciento.

–VERDE: jamón de cebo de campo ibérico. Con este color podemos encontrar tocinitos ibéricos con sus ocho apellidos porcinos, pero también cruzados en un 75 por ciento o un 50 por ciento. Eso sí, las bellotas no las han catado, al menos no como fuente principal de alimento. Comen pastos naturales y pienso.

–BLANCO: jamón de cebo ibérico. De nuevo tenemos cerdos 100 por ciento, 75 por ciento o 50 por ciento ibéricos que viven en granjas, alimentados de piensos y cereales.

Obvio, una vez que pruebas la etiqueta negra, ya no hay vuelta atrás, pero te digo una cosa: después de ocho meses de embarazo sin probar una loncha..., ahora no consiento que pase un solo día sin probar el jamón. Me atrevo a decir que, sea cual sea su etiqueta, es mi alimento favorito.

BOMBAS DE QUESO

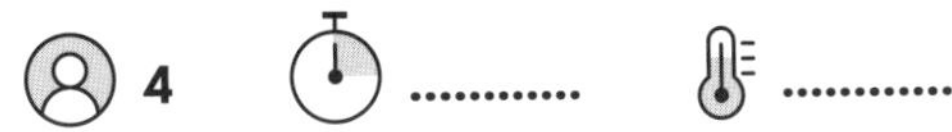

Si te gustan las patatas y te gusta el queso, tienes que probar esta receta. Como la hacemos en la airfryer, pasa de ser un entrante excesivamente calórico a un plato saludable y delicioso.

INGREDIENTES

4 o 5 patatas medianas
1 cucharadita de ajo en polvo
sal al gusto
pimienta al gusto
200 g de queso mozzarella rallado
2 cucharadas de maicena
1 huevo batido
pan rallado o panko para rebozar
AOVE en espray

1. Pela las patatas, trocéalas y cuécelas en abundante agua hasta que estén muy blanditas.
2. Machaca las patatas hasta obtener una textura de puré. Ahora añade una cucharadita de ajo en polvo, un poco de sal y pimienta negra y dos cucharadas de maicena.
3. Mezcla, al principio con una cuchara y luego con las manos. Te tiene que quedar una masa fácil de manejar.
4. Haz bolitas del tamaño de una pelota de golf, aplástalas, rellena con un puñado de queso mozzarella y vuelve a formar la bola, de manera que el queso quede dentro.
5. Reboza en huevo batido y pan rallado o panko (con este segundo te quedarán más crujientes).
6. Espolvorea con un poco de aceite.
7. Precalienta la airfryer 5 minutos a 200 °C.

8. Cocina 15 minutos a 195 °C, y las tienes. Para una experiencia de 10, sirve las bolitas de patatas con distintas salsas, para que tus comensales puedan ir mojando en ellas.

¿QUÉ ES EL PANKO?

Es el rebozado de moda, pero quizá no tienes claro qué es exactamente esto del panko. En España empanamos con pan rallado, y en Japón, con panko. ¿Cuál es la diferencia? El pan rallado es lo que su propio nombre dice: pan duro -miga y corteza- triturado hasta obtener un polvo finísimo. El panko en cambio se hace solamente con la miga y se pica hasta que queda como una especie de escamas irregulares. Es bastante más grueso y de color blanco. ¿Por qué me encanta? Porque absorbe mucho menos aceite y queda mucho más crujiente.

SNACKS
CON PAPEL DE ARROZ

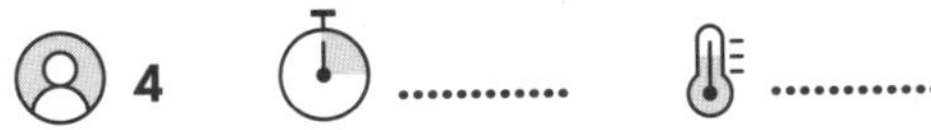

Esta idea de snacks con papel de arroz es baja en calorías, saludable y además no tiene gluten. Prepáralos con antelación y sírvelos a tus invitados, y ya verás cómo los sorprendes.

INGREDIENTES

6 hojas de papel de arroz
300 ml de agua
pimentón al gusto
sal al gusto
AOVE en espray

1. Llena un plato hondo con agua y sumerge una hoja de papel de arroz. Colócala sobre papel de horno para que no se pegue mucho. Haz el mismo proceso con otra plancha y colócala encima de la anterior.
2. Corta cuadraditos y disponlos sobre la cesta de la freidora de aire.
3. Haz el mismo proceso hasta rellenar la cesta.
4. Espolvorea un poco de aceite en espray.
5. Programa la freidora (que habrás precalentado 5 minutos a 200 °C) 5 o 6 minutos a 190 °C. Es posible que al hincharse algunas piezas salten porque son muy ligeras. Revisa de vez en cuando abriendo la cesta y aprovecha para agitar.
6. Pon en un plato y añade sal y pimentón al gusto (puedes echar otras especias, las que más te gusten).
7. Repite el proceso hasta hacer todas las que vayáis a comer.

¿TE HA SOBRADO PAPEL DE ARROZ Y NO SABES QUÉ HACER CON ÉL?

Te doy varias ideas:

1. PIZZA

1 o 2 ....

INGREDIENTES

5 planchas de papel de arroz
1 huevo batido
3 cucharadas de tomate
1 cucharadita de orégano
50 g de mozzarella rallada
2 lonchas de beicon

1. Bate un huevo y sumerge las cinco planchas de arroz.
2. Colócalas una encima de otra sobre papel de horno.
3. Precalienta la freidora de aire 5 minutos a 180 °C.
4. Coloca la base en la cesta y cocina 6 minutos a 160 °C.
5. Monta la pizza: tomate, orégano, queso mozzarella, el beicon, o los ingredientes que quieras.
6. Programa 3 minutos a 200 °C y vas a ver lo crujiente que queda.

2. CRUASÁN

1 o 2 ....

INGREDIENTES

1 hueuo
1 cucharada de esencia de vainilla
1 chorrito de leche
1 cucharada de azúcar o edulcorante al gusto
una pizca de canela
6 hojas papel de arroz redondas

1. Bate el huevo y moja las seis planchas de papel de arroz.
2. Colócalas sobre papel vegetal una encima de la otra.
3. Corta el círculo formando un triángulo isósceles en el centro. Te van a sobrar los dos laterales.
4. Pon uno de ellos en el centro del triángulo, en vertical.
5. Coloca el otro en la base del triángulo, en horizontal. Si lo quisieras relleno, pon jamón y queso o chocolate en la base.
6. Ahora enrolla desde la base hasta la punta y da forma en los laterales para tener un cruasán.
7. Precalienta la freidora de aire 3 minutos a 180 °C.
8. Coloca los cruasanes y programa 6 minutos a 165 °C. Vas a ver que tiene una textura similar a la del cruasán, algo más gomosa, aunque no, no sabe a mantequilla.

TARTA DE FAJITAS

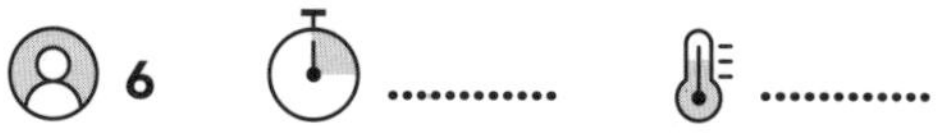

Es la manera más divertida de servir unas fajitas, en forma de tarta, con totopos y guacamole. Desde que la hice por primera vez, siempre, en verano, me lo piden y siempre arrasa.

INGREDIENTES

relleno de fajitas (paso a paso en la receta siguiente)
6 tortillas de fajita
200 g de queso rallado
200 g de guacamole
jalapeños al gusto
1 paquete de totopos

1. Prepara el relleno de fajitas y, cuando esté templado, para no quemarte, rellena las tortillitas y ciérralas por ambos lados.
2. Córtalas por la mitad, de modo que vas a tener 12 piezas (si te caben más en la cesta, haz más cantidad).
3. En un molde redondo de tarta apto para la freidora de aire pon una capa abundante de queso rallado y coloca las fajitas, con la parte cerrada hacia abajo, alrededor del molde, dejando el centro vacío.
4. Precalienta la máquina 5 minutos a 200 °C, introduce la tarta y cocina otros 5 minutos a 190 °C.
5. Pon guacamole en el centro de la tarta, decora con jalapeños y, en la mesa, rodea todo con totopos. Mojad los totopos y las fajitas en el aguacate. Te vas a quedar con todo el mundo.

RELLENO DE FAJITAS

INGREDIENTES

1 cebolla morada
1 pimiento verde
1 pimiento rojo
champiñones al gusto
1 pechuga de pollo
queso rallado al gusto
AOVE en espray
sal al gusto

1. Corta la cebolla y los pimientos en tiras finas y la pechuga en daditos pequeños.
2. Precalienta la freidora de aire 5 minutos a 170 °C.
3. En un recipiente de vidrio refractario coloca la cebolla con un poquito de aceite y programa 15 minutos a 165 °C (remueve a mitad de tiempo).
4. Pasado ese tiempo, añade los pimientos y cocina otros 15 minutos a 165 °C (remueve a los 7 minutos).
5. Incorpora los dados de pechuga y los champiñones en láminas, salpimienta al gusto y programa 10 minutos a 170 °C. Remueve a la mitad del tiempo.
6. Añade queso rallado al gusto y cocina 5 minutos más a 180 °C, y ya puedes rellenar tus fajitas.
   Si te parece demasiado tiempo, hazlo en la sartén, como toda la vida.

ÑOQUIS CARBONARA

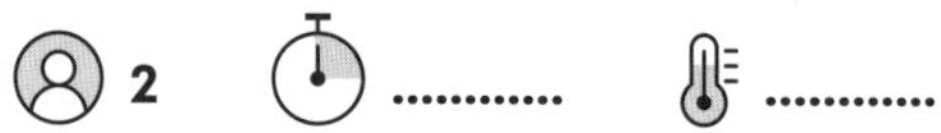

La receta de la auténtica carbonara se puede preparar con ñoquis en la airfryer. Si algún italiano está leyendo esto, lo mismo le está dando un tic nervioso. O quizá no. Porque de verdad que la receta queda espectacular.

INGREDIENTES

300 g de ñoquis
150 g de beicon (mejor si encuentras guanciale)
3 yemas de huevo
1 clara (opcional)
pimienta negra al gusto
100 g de queso rallado (pecorino romano o parmesano)

La receta original lleva guanciale en vez de panceta o beicon. Esta pieza es la parte de la papada del cerdo, que los italianos curan con pimienta. La verdad es que su sabor no tiene nada que ver con el beicon. Es mucho más delicado y especiado. Si tienes ocasión, cómprala porque te va a sorprender.

1. Precalienta la máquina 5 minutos a 200 °C e introduce los ñoquis con el beicon o guanciale durante 10 minutos a 180 °C.
2. Mientras, separa tres yemas de las claras y mezcla con el queso y la pimienta negra. Opcional: puedes añadir una clara para que te quede una salsa más jugosa, ya que aquí no tenemos agua de la cocción para añadirle. Los más puristas me dirán que la carbonara no lleva clara, pero conozco varios italianos que sí la utilizan, así que supongo que es cuestión de la receta, la zona y el cocinero.

3. Abre la cesta, incorpora la salsa a los ñoquis y remueve.
4. Ahora, programa 3 minutos a 180 °C. Es importante que cada minuto abras y remuevas. No queremos que el huevo se cuaje, simplemente que ligue y pasteurice. Así que, cuando veas que la salsa está cremosa, lo tienes. Si te pasas de tiempo, se hará una tortilla, así que no te despistes.
5. Sirve con más pimienta y queso.

¿CARBONARA O *CARBONATA*?

Hablemos de la auténtica carbonara. Sí, porque si algo hemos aprendido en redes sociales estos últimos años es que lo que los españoles llevamos toda la vida pensando que es carbonara realmente no lo es. ¡La auténtica carbonara no lleva nata! Yo lo descubrí hace muchos años, en un viaje a Roma, cuando la guía nos dijo: «Si queréis probar carbonara de verdad, tenéis que ir a este restaurante». Cuando probé aquellos espaguetis dorados, cubiertos de queso pecorino romano, aluciné. Llevaba toda la vida engañada. Mamá, no te ofendas, tu *carbonata* está deliciosa, pero claro, una vez que pruebas la auténtica, es imposible no hacer comparaciones. Como esto es un libro de airfryer y otras muchas cosas, voy a compartir contigo los trucos para hacer la auténtica carbonara, la tradicional. Me los dio un chef italiano y las veces que la he hecho así hemos gozado de lo lindo.

INGREDIENTES

250 g de pasta
250 g de pecorino romano
5 yemas de huevo
150 g de guanciale
pimienta al gusto

1. Tuesta los granos de pimienta en un cazo sin aceite para que suelten su aceite esencial y sepa más potente. Luego muélelos. Puedes hacer abundante cantidad y ya tienes pimienta activa para muchas más recetas.
2. Pon pasta a cocer. En Italia la carbonara se hace con espaguetis o con pasta corta. Jamás con pasta fresca. Cocínala al dente en agua con sal.
3. La salsa se empieza a hacer mezclando el queso, la pimienta y las yemas de huevo en un bol fuera del fuego. Si es muy difícil de mezclar, añade un poco de agua de cocción, pero no demasiada, porque no queremos que quede muy líquida.
4. Corta el guanciale en taquitos y hazlo en la sartén sin nada de aceite, hasta que quede crujiente. Reserva parte de la grasa para añadirla a la salsa para que manteque mejor.
5. Una vez cocida la pasta, sin enfriar ni aclarar, añádela al bol con la salsa. Ahora, con el calor de la pasta se empezará a ligar del todo.
6. Termina añadiendo el guanciale.
7. Sirve y come sobre la marcha.

PIPAS TIJUANA

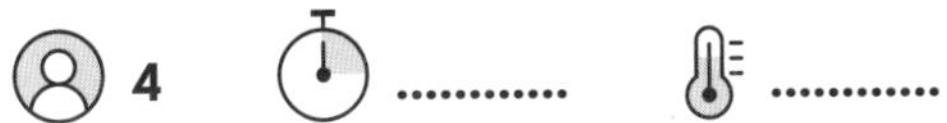

Eran uno de mis snacks favoritos cuando era adolescente. ¡La de tertulias en el banco del parque que habré echado con mis amigas chuperreteando las pipas! Pues bien, las puedes hacer en casa, mucho más saludables y con tus especias favoritas.

INGREDIENTES

1 paquete de pipas sin sal (200 g)
1 cucharadita de ajo en polvo
1 cucharadita de curri
1 cucharadita de cebolla en polvo
sal al gusto
1 cucharada de maicena
un chorro de AOVE

1. Mezcla todas las especias y la maicena en un bol.
2. Incorpora las pipas y adereza con sal al gusto.
3. Añade aceite de oliva a chorrito y remueve hasta que estén todas bien impregnadas y la mezcla de especias pegada a las pipas.
4. Precalienta la máquina 3 minutos a 200 °C.
5. Extiéndelas en la cesta de la airfryer, intentando que no se superpongan unas sobre las otras.
6. Programa 10 minutos a 180 °C. Agita a mitad de cocinado.
7. Deja enfriar y no te olvides de chuperretear, que es lo mejor de estas pipas.

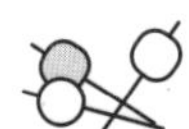

TRUCO

Cuando cocines alimentos que pesan poco, como las pipas, los frutos secos, los garbanzos, etc., es posible que vuelen o salten, con el riesgo de que se manche la resistencia o incluso de que se prenda fuego. Para evitar problemas, colócalos en el fondo de la cesta, debajo de la rejilla, y coloca la rejilla encima. ¡Nunca más un garbanzo volador!

BRAZO DE POLLO

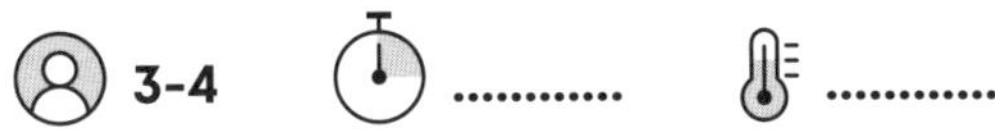

Me gusta muchísimo esta receta porque la puedes preparar con tiempo, dejar que se enfríe, cortar rollitos y servir a los invitados como aperitivo cuando lleguen a casa. También la puedes preparar por la noche y tener la comida lista en el trabajo o la cena al llegar a casa después de un día de locos.

INGREDIENTES

500 g de carne picada de pollo o pavo
4 o 5 lonchas de jamón serrano o beicon
4 lonchas de queso (yo suelo poner curado para que le dé más sabor)
sal al gusto
pan rallado para espolvorear por encima
1 cucharadita de ajo en polvo
1 cucharadita de cebolla en polvo
1 cucharadita de pimentón
1 cucharadita de orégano
AOVE en espray

1. Coloca la carne en un bol y añádele todas las especias (puedes poner las que más te gusten) y sal al gusto. Mezcla.
2. Extiende el pollo sobre papel de horno, con cuidado y paciencia porque es pegajoso, ayúdate de una pala de madera o una lengua de cocina; debes formar un rectángulo. Asegúrate de que cabe de largo en la cesta de la freidora de aire.
3. Cuando lo tengas bien finito, coloca por encima el jamón o el beicon, el queso y lo que se te ocurra. Unos cherris también le van bien.
4. Ayúdate del papel vegetal para cerrar como si fuera un brazo de gitano, enrollando desde la parte más ancha hasta el final.

5. Cubre la parte superior de pan rallado (también puedes poner queso parmesano).
6. Precalienta la freidora de aire 5 minutos a 180 °C.
7. Introduce el brazo en la cesta y programa 30 minutos a 160 °C.
8. Si lo vas a comer en el acto, deja reposar 10 minutos para que se asiente todo. Si no, deja enfriar y corta las rodajas en frío.

TRUCO DE COCINA

¿Tienes los utensilios de cocina de madera un poquito negros? A veces limpiarlos solo con el estropajo no vale, hay que hacer una limpieza más a fondo. Pon agua hirviendo en una sopera y añade un chorro de vinagre de limpieza. Sumerge los utensilios de madera durante unos minutos, seca y vas a ver la suciedad que ha quedado en el agua. Ojo, no lo hagas muy a menudo, que se te estropeará la madera.

CHURROS DE GARBANZO

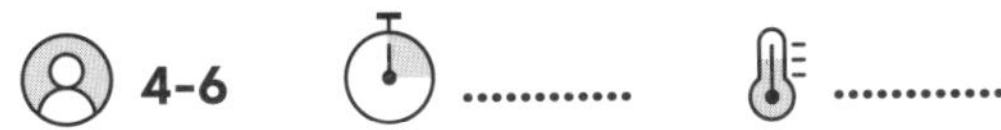

Si quieres sorprender a tus invitados con un snack saludable, prueba estos churros de garbanzo. Apúntate la receta también si en casa cuesta comer legumbres.

INGREDIENTES

1 bote de garbanzos cocidos
2 huevos
1 chorrito de AOVE
½ cucharadita de ajo en polvo
1 cucharada de pimentón
una pizca de comino
sal al gusto

1. Escurre los garbanzos (guarda la acuafaba) y lávalos.
2. Tritura los garbanzos junto con los dos huevos, un chorrito de aceite, las especias y la sal.
3. Mete la masa en una manga pastelera con boquilla de estrella y extiende los churros sobre papel vegetal (del tamaño de la cesta de la freidora de aire).
4. Precalienta la máquina 3 minutos a 200 °C.
5. Introduce los churros y cocina entre 10 y 15 minutos a 180 °C.
6. Para servirlos, te recomiendo que los acompañes con una salsa para dipear, ya que quedan algo secos, por ejemplo, con mayonesa de garbanzo, que te explico a continuación.

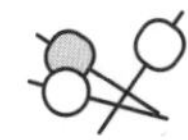

MAYONESA DE GARBANZO

El caldo de cocción de los garbanzos se llama acuafaba. Nutricionalmente no aporta nada, pero en cocina es un líquido superinteresante, ya que se comporta igual que el huevo. Es por lo tanto un sustituto perfecto para veganos y alérgicos a este alimento. Si bates la acuafaba con unas varillas, conseguirás merengue, y si la emulsionas con aceite, harás mayonesa.

INGREDIENTES

- la acuafaba de los garbanzos
- aceite de oliva suave o aceite de girasol (iremos echando a chorrito hasta que emulsione)
- el zumo de ½ limón
- sal al gusto

1. Coloca la acuafaba en el vaso de la batidora.
2. Añade el zumo de medio limón y empieza a batir unos 30 segundos.
3. Incorpora a chorrito el aceite de oliva o de girasol, depende de lo potente de sabor que la quieras. Continúa batiendo sin parar hasta que veas que emulsiona.
4. Añade sal al gusto.
5. Prueba y verás que sabe a mayonesa de verdad.

WRAP TRIANGULAR VIRAL

1 tortillita por comensal 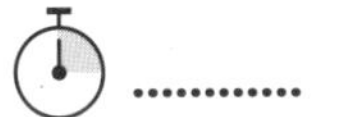 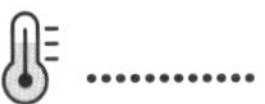

Si no has visto este sándwich triangular medio millón de veces en las redes sociales en los últimos años es que no estás en la onda. ¿Se seguirá diciendo así? El concepto es sencillo, original y al ser infinito te permite preparar uno diferente cada día, para que no te aburras nunca de él. Digamos que es una manera moderna de hacerte un bocata.

INGREDIENTES

1 tortillita de fajita por persona

4 ingredientes diferentes por wrap

1. Empieza colocando la base de fajita y hazle un corte como si estuvieras marcando uno de sus radios.
2. Ahora divide mentalmente el círculo en cuartos y en cada uno vas a poner un ingrediente. Cuando lo tengas, pliega cada cuarto sobre el siguiente, empezando por el corte que has hecho, hasta tener un triángulo cerrado, con el relleno dentro.
3. Precalienta la freidora de aire 5 minutos a 200 °C.
4. Mete el wrap y cocina 7 minutos a 180 °C. La principal diferencia respecto a hacerlo en la sartén es que en la airfryer te va a quedar algo más abombado, debido al aire, pero el resultado es igual de bueno.

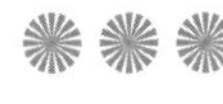

IDEAS DE RELLENO

- **Caprese:** mozzarella, rodajas de tomate, hojas de albahaca y pollo a la plancha.
- **Barbacoa:** tiras de pollo a la plancha, beicon, queso, maíz y salsa barbacoa.
- **Pizza:** tomate frito con orégano, mozzarella, beicon y rodajas de tomate.
- **Atún:** atún, tomate frito, queso y espinacas frescas.
- **Ibérico:** rodajas de tomate, queso manchego, doble de jamón serrano.
- **Aguacate:** aguacate, jamón de York, queso y rodajas de tomate y lechuga.
- **Vegetal:** rodajas de tomate, espárragos, lechuga, huevo y atún.
- **Burger:** minihamburguesa, rodajas de tomate y lechuga, queso y beicon.
- **Pollo:** pollo empanado, queso, rodajas de tomate y lechuga, guacamole.
- **Pesto**: pollo a la plancha, rodajas de tomate, espinacas y pesto.

A LA RICA BARBACOA FAMILIAR

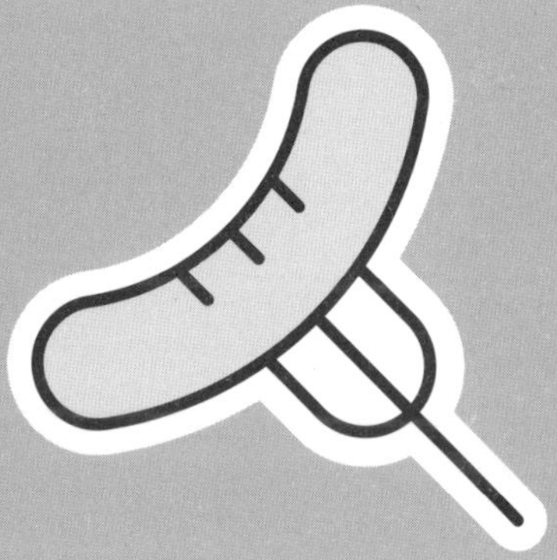

PANCETA

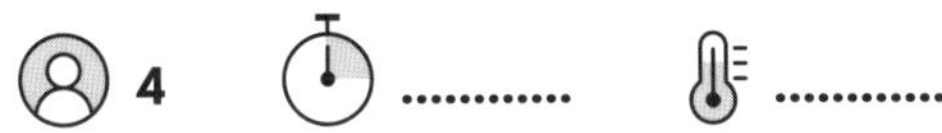

En la vida hay dos tipos de personas: las que podrían comer panceta a todas horas, véase Homer Simpson, y las que no pueden con tanta grasa, como yo. Creo que no he podido consumirla jamás. Pero, como hay que contentar a todos, aquí te dejo el paso a paso para cocinarla en la freidora de aire.

INGREDIENTES

lonchas de panceta (2 por persona)

sal al gusto

1. Precalienta la freidora de aire 5 minutos a 200 °C.
2. Coloca las lonchas en la cesta. Si tienes el molde especial para cocinar beicon, utilízalo para ponerlas todas en vertical, así te caben más y se hacen perfectamente por las dos caras a la vez.
3. Programa 15 minutos a 190 °C. Revisa y, si te gusta más crujiente y churrascada, déjala unos minutos más.

TRUCO

Si vas a cocinar directamente sobre la rejilla de la airfryer, te recomiendo que la pintes con aceite de oliva para evitar que la panceta o el resto de las carnes se peguen demasiado.

BROCHETAS

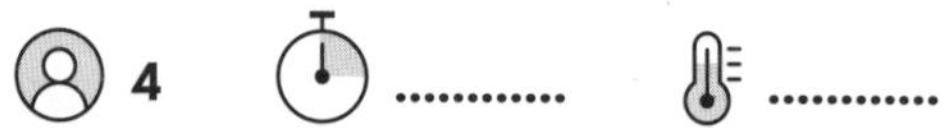

Hay tantas brochetas como ideas. Las combinaciones son infinitas. Yo te dejo opción para hacerlas con carne de cerdo o pollo. Puedes prepararlas también solo con verduras.

INGREDIENTES

300 g o 500 g de lomo de cerdo en tacos o de pechuga de pollo
1 pimiento rojo o verde o los dos
tomates cherry
1 calabacín

Para el marinado
1 cucharadita de pimentón
1 cucharadita de orégano
1 cucharadita de ajo en polvo
1 cucharadita de cebolla en polvo
sal y pimienta al gusto
un chorro de AOVE

1. Corta la carne en dados y marínala con tus especias favoritas. Yo te dejo las mías. Métela en una bolsa especial para alimentación, añade un poquito de aceite y deja al menos 1 hora en la nevera para que coja sabor.
2. Corta el pimiento en cuadraditos y el calabacín en dados. Pincha los ingredientes de forma alterna en palos de brocheta. Puedes hacer todas iguales o combinar.
3. Precalienta la freidora de aire 5 minutos a 200 °C.
4. Coloca las brochetas en la cesta y pulveriza aceite en las dos caras. Cocina 10 minutos a 180 °C.

¡Atención!
Si utilizas palos de brocheta de madera (en vez de los metálicos) ponlos a remojo en agua unos 10 o 20 minutos antes de usarlos para evitar que se quemen.

PIPARRAS

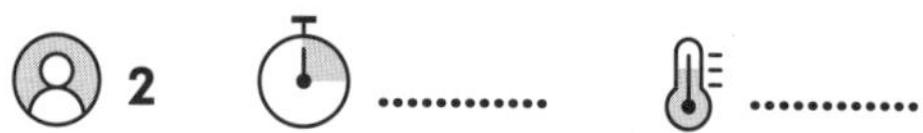

Aprovecha el verano, que es la temporada del pimiento vasco por excelencia, para elaborar esta receta. Prepáralas en la freidora de aire, el resultado es magnífico. Para mí, junto con los pimientos de Padrón, es el acompañante perfecto de cualquier plato.

INGREDIENTES

200 g de piparras	AOVE en espray	sal al gusto

1. Precalienta la freidora de aire 5 minutos a 200 °C.
2. Pulveriza las guindillas con aceite, ponlas en la cesta y programa 8 o 10 minutos a 180 °C. A mitad de tiempo, abre la cesta y sacude para que se doren por igual por todas las caras.
3. Sirve con un poco de sal.

TRUCO

Es cierto, a esta barbacoa airfryer le falta el olor y el sabor a humo. No nos vamos a engañar, igual igual no va a salir. Pero te dejo un truco que puede ayudarnos mucho. Añade pimentón ahumado a las verduras antes de meterlas en la cesta. También existe humo líquido, que puedes comprar en internet o tiendas especializadas. ¡Quien no se conforma es porque no quiere!

MAZORCAS DE MAÍZ

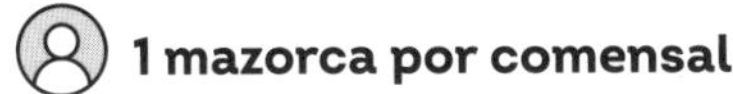

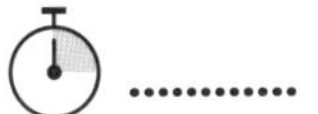

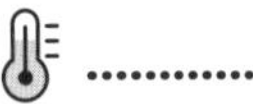

De pequeña siempre me llamaba la atención que en las películas estadounidenses comieran maíz directamente de la mazorca. Así que, la primera vez que vi mazorcas en el supermercado, tuve que comprarlas a ver a qué sabía eso. Me gustaron tanto que, desde entonces, siempre que hacemos barbacoa, hay mazorcas. Desde que las probé en la freidora de aire, las pongo de acompañamiento en muchas cenas; a mi hijo pequeño le encantan.

INGREDIENTES

1 mazorca de maíz por persona	mantequilla o AOVE en espray	sal al gusto

1. Precalienta la máquina 5 minutos a 200 °C.
2. Pinta las mazorcas con mantequilla derretida o pulveriza un poco de aceite, añade sal y colócalas en la cesta.
3. Programa 10 minutos a 200 °C. Da la vuelta a mitad de cocinado para que se doren por las dos caras.

VERSIÓN 2.0

Dales un toque distinto a las mazorcas añadiéndoles unas especias antes de cocinar. Te doy ideas:

1. Con finas hierbas: pincela con aceite de oliva, ajo picado y finas hierbas (o tus especias favoritas).

2. Con queso y beicon: espolvorea queso rallado y trocitos de beicon crujiente.
3. Dulce: mezcla mantequilla con canela, una cucharada de miel para un toque que nadie se espera.
4. Pesto: una cucharada de pesto, queso parmesano y un chorrito de limón.

TAQUITOS DE KEBAB

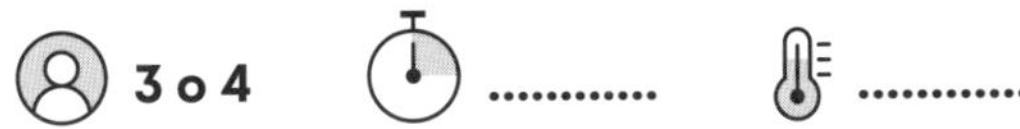

Esta receta me rondaba en la cabeza hacía tiempo y no me había puesto con ella hasta ahora, cuando preparaba este libro. Es sencilla, no tiene ningún misterio, y con ella vas a conquistar a cualquiera.

INGREDIENTES

500 g de tacos de cordero (yo uso Ternasco de Aragón)
2 cucharadas de curri
sal al gusto
un chorrito de AOVE

1. Pide a tu carnicero que te corte unos taquitos de carne de cordero. Yo te recomiendo que sea Ternasco de Aragón. Si no es posible, que sea cordero joven, que es más tierno.
2. Pon los taquitos de carne en una bolsa para congelados y añade un chorrito de aceite y un par de cucharadas de curri. Masajea bien para que se impregne todo y mete en la nevera unas cuantas horas (si es de un día para otro, mejor). Puedes poner otras especias, pero con curri queda delicioso.
3. Precalienta la freidora de aire 5 minutos a 190 °C.
4. Coloca los taquitos en la cesta y programa 10 minutos a 180 °C.
5. Sirve con salsa de yogur. Si tienes pan de pita, rellénalo con los taquitos y acompáñalo de lechuga, tomate, cebolla y la salsa, te va a quedar un kebab de 10.

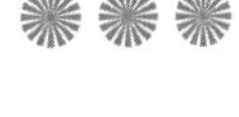

SALSA KEBAB

La puedes comprar, pero sabes que casera va a estar más rica y, para dos veces que la vas a utilizar, mejor recién hecha que tener un bote ocupando espacio meses y meses en la nevera hasta que caduque.

INGREDIENTES

- 1 yogur griego
- 1 cucharada de mayonesa
- el zumo de ½ limón
- 1 cucharadita de ajo en polvo
- 1 cucharadita de curri
- una pizca de sal
- pimienta molida al gusto
- un puñadito de perejil

Esto es muy sencillo. Mezcla todos los ingredientes, remueve bien, y listo.

MORCILLA

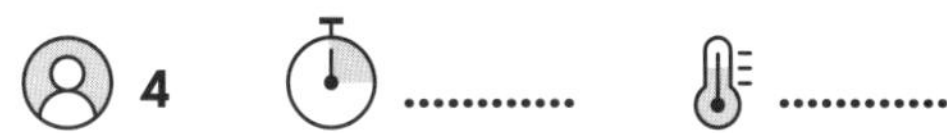

La de Burgos es la más famosa y tengo un amigo, Álvar (más burgalés que el Cid comiendo morcilla), que asevera no solo que es la mejor del mundo mundial, sino que es la única e irrepetible y que el resto son sucedáneos. Yo no me atrevo a desmerecer las demás, porque, por ejemplo, la de Soria me encanta, pero es cierto que la fama de la morcilla burgalesa es más que merecida. ¿Cocinada en airfyer? ¡Por su puesto! Crujiente por fuera, tierna por dentro y con menos grasa, ¿quién da más?

INGREDIENTES

2 morcillas de arroz (media por persona)

1. Saca las morcillas de la nevera, al menos 30 minutos antes de cocinarlas para que se templen.
2. Precalienta la freidora de aire 5 minutos a 200 °C.
3. Pincha las morcillas con la punta de un cuchillo y colócalas sobre la cesta.
4. Programa la freidora de aire 15 o 18 minutos a 190 °C. A los 10 minutos, dales la vuelta. Pasado el tiempo, si ves que le falta algo más de tostado, ponle unos minutos más.
5. Si prefieres hacerlas en rodajas, haz los cortes y mete en la freidora de aire. En este caso, con 10 minutos a 190 °C debería ser suficiente. Acuérdate de darles la vuelta a los 6 u 8 minutos.

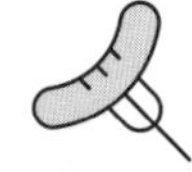

¿Sabías que...?

La expresión «que te den morcilla» viene de finales del siglo XIX. Las epidemias de rabia en perros y gatos callejeros eran muy comunes. Para evitar las pandemias, les daban salchichas o morcillas envenenadas, porque, como bien dice el otro dicho, «muerto el perro, se acabó la rabia».

SALCHICHAS

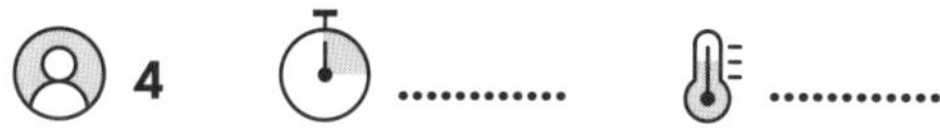

Esta es una receta tradicional donde las haya y muy versátil, ya que la puedes hacer con casi cualquier cosa que te sobre en el frigorífico. Se llaman «al plato» porque se cocinan en el mismo plato en el que después se van a servir, normalmente una cazuelita de barro.

INGREDIENTES

8 salchichas frescas (2 o 3 por persona)

1. Precalienta la freidora de aire 5 minutos a 200 °C.
2. Pincha las salchichas con un cuchillo.
3. Colócalas en la cesta, de forma que no se toquen entre sí, para que se cocinen por igual por todos los lados.
4. Programa 10 o 12 minutos a 190 °C.
5. Cuando lleve 7 u 8 minutos, dales la vuelta.

Puedes hacer exactamente lo mismo con longaniza, chorizo, txistorra… Ajusta los tiempos al grosor de la pieza. Ah, y te recomiendo que, si no lo tienes, te hagas con el complemento de silicona para cocinar salchichas o beicon, que te permite poner una al lado de otra, de modo que el aire les da por toda la superficie por igual y toda la grasa queda en la cesta.

NACHOS

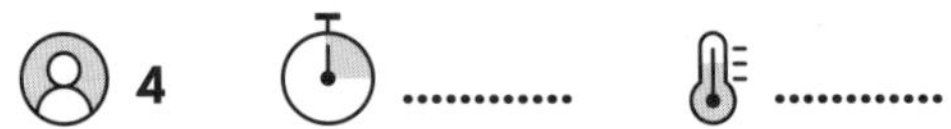

En cinco minutos puedes tener un platazo de nachos calentitos perfecto para las noches de fútbol. También lo puedes servir como entrante en cualquier comida.

INGREDIENTES

1 bolsa de totopos	1 bol de guacamole
1 lata de chili con carne	150 g de queso rallado
1 bol de pico de gallo	jalapeños al gusto

1. Pon los ingredientes directamente en la cesta de la freidora de aire. Si puedes quitarle la rejilla, cocina directamente en la cubeta, si no, en la cesta.
2. Introduce una primera capa de totopos (te recomiendo que sean de los que no tienen saborizantes, ya que esos se comen el sabor de todo lo demás). Ahora pon un poco de chili con carne, pico de gallo, jalapeños, queso, añade más totopos, más chili con carne, más pico de gallo, más queso..., y así todas las capas que quepan hasta llenar la cesta.
3. Programa la airfryer 5 minutos a 200 °C.
4. Transfiere a un plato con la ayuda de una rasera o espumadera. Sirve con guacamole y más pico de gallo y jalapeños.

Te dejo el paso a paso para elaborar el pico de gallo casero:

INGREDIENTES DEL PICO DE GALLO

1 tomate
1 chile jalapeño fresco (como no lo encontré, usé un pimiento verde pequeño)
1 cebolla morada
un chorrito de zumo de limón o lima
sal al gusto
unas hojas de cilantro

1. Corta el tomate, el chile o el pimiento y la cebolla morada en trocitos muy pequeños.
2. Añade un chorrito de limón, unas hojas de cilantro picado y sal al gusto. ¡Fácil!

CHAMPIS

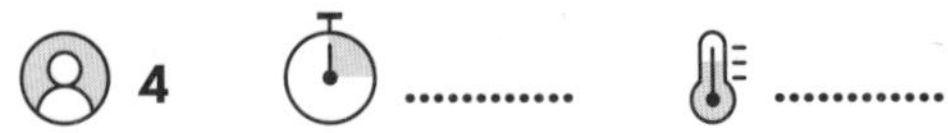

Si eres de Logroño o has estado alguna vez en su calle Laurel, o si eres de Zaragoza y has pasado por el bar Champi, sabes de lo que estoy hablando. Si no..., te recomiendo fehacientemente que vayas a probar esos pinchos de champiñones. Los sirven en una torre, pinchados con un palillo con un pan de base. La maestría con la que dominan la plancha y su salsa secreta consiguen transformar el hongo más soso del mundo en un auténtico manjar de dioses. Yo todavía no he conseguido la clave del aliño perfecto, pero sí que el cocinado de las setas en la airfryer sea casi igual que en la plancha.

INGREDIENTES

12 champiñones (3 por pincho)
1 cucharadita de ajo en polvo o un ajo picado
1 cucharadita de perejil en polvo
AOVE al gusto
sal al gusto

1. Esto es tan sencillo como hacer el aliño mezclando aceite con ajo, perejil y sal. Puedes echar un chorrito de vinagre también.
2. Limpia los champiñones con un trapo húmedo y quítales el rabito. No lo tires, cocínalo también, que está muy rico.
3. Precalienta la freidora de aire 5 minutos a 200 °C.
4. Pinta los champiñones con la vinagreta, que queden bien impregnados.
5. Coloca las setas con el agujero hacia abajo en la cesta y programa 10 minutos a 160 °C.
6. Da la vuelta, echa más salsa en el interior del agujero y programa 5 minutos más a la misma temperatura.

7. Pincha los champiñones en un palillo y ponlos sobre una rodaja de pan como base.

VERSIÓN 2.0

Si quieres transformar la tapa en un *pintxo* sofisticado digno de premio, haz lo siguiente. La receta se la vi en redes sociales a @jozichef y me pareció tan sofisticada que dije: «Qué bonito, pero a mí esto no me va a salir en la vida». Pero lo intenté, y me salió a la primera. Así que, si a mí me sale, le sale a todo el mundo. Vamos a ello. ¡Necesitas una jeringuilla! Si no tienes, baja a la farmacia, ¡corre!

INGREDIENTES

1 yema de huevo por champiñón
4 champiñones
1 cucharada de salsa de trufa negra
150 g de pan rallado
aceite de oliva para freír

1. Separa la clara de la yema con mucho cuidado. Te recomiendo que uses huevos muy frescos para que la yema esté compacta y no se rompa fácilmente.
2. Coloca la yema en una cuchara.
3. Haz, con precisión de neurocirujano, un agujerito en la yema con la ayuda de un palillo (los de comida china son perfectos).
4. Introduce la jeringuilla (sin aguja) en el agujero y extrae 3 o 4 ml de yema.
5. Llena la jeringuilla con salsa de trufa e introduce por el agujero la misma cantidad de salsa que has sacado de yema.

6. Coloca con muchísimo cuidado la yema en un plato con pan rallado y cubre por encima.
7. Haz el mismo proceso con todas las yemas.
8. Mete 2 horas al frigorífico.
9. Prepara una sartén con abundante aceite de oliva y fríe unos segundos las yemas, simplemente para que se dore lo de fuera.
10. Colócalas sobre los champiñones y disfruta de este manjar.

TRUCO

No tires la yema que has sacado con la jeringuilla. Puedes hacer minihuevos fritos. Llena otra jeringuilla con la clara y forma circulitos en la sartén. Pon por encima unos puntitos de yema y deja que se cocine unos minutos. A los niños les encantan y te sirve para hacer tapas y sustituir los huevos de codorniz.

CHULETÓN

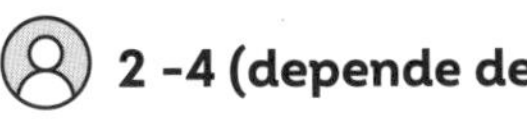 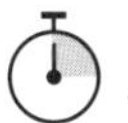 .... 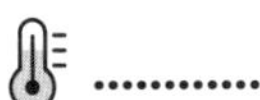

2 -4 (depende del hambre) ....

Te confieso que me ha costado muchísimo meter carne de ternera en la freidora de aire. Me parecía una atrocidad. De hecho, en el libro anterior no encontrarás ni una sola receta, salvo albóndigas. He visto muchos vídeos de gente que mete entrecots y chuletones (incluso directamente congelados), y todos decían que quedaba genial. Así que decidí probar, y la verdad es que el resultado es bueno. Por supuesto, si tienes una barbacoa de leña, no pierdas el tiempo. Pero si no…, es una alternativa más que aceptable.

INGREDIENTES

1 chuletón o entrecot (cuanto más grueso, más tiempo necesitarás)
sal al gusto

1. Precalienta la máquina 5 minutos a 200 °C. Aquí es muy importante que esté bien caliente.
2. Introduce la pieza de carne en la cesta y programa 8 minutos a 200 °C.
3. Dale la vuelta y cocina otros 5 minutos a 200 °C. Esto va a depender del tamaño de la pieza y del punto al que te gusta la carne. Si todavía lo ves muy rosita, ponlo unos minutos más. Y si eres, como yo, de comerte la vaca mugiendo, prueba con unos minutos menos.
4. Añade sal, corta y a comer.

TRUCO

Cuando vayas a cocinar carne de ternera, sobre todo chuletón, solomillo, entrecot..., vamos, cortes gruesos, es superimportante atemperar la carne. Es decir, que esté a temperatura ambiente cuando la vayamos a poner sobre la plancha (o en la airfryer en este caso). Que no te dé miedo sacar la carne unas horas antes de prepararla. Sí, sí, no digo unos minutos, digo horas. ¡No se va a poner en mal estado! Esta información me la han dado varios carniceros, así que está contrastada, confía en mí.

POLLO ESTILO KFC SIN FREÍR

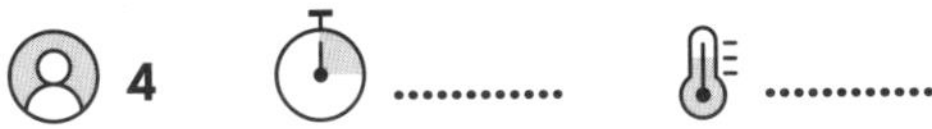

En una barbacoa no todo tiene que ser a la brasa..., ¿o sí? Bueno, como es una reunión familiar y con amigos, te dejo esta receta de pollo frito no frito estilo KFC para que los más peques vayan comiendo mientras hacéis las brochetas. La clave de esta receta reside en el marinado, que va a dar al pollo ese sabor tan característico y hará que quede superjugoso y crujiente.

INGREDIENTES

1 pollo troceado sin piel
300 g de harina de trigo
1 cucharadita de ajo en polvo
1 cucharadita de cebolla en polvo
1 cucharadita de romero
1 cucharadita de tomillo
1 cucharadita de curri
1 cucharadita de pimentón (dulce o picante)
pimienta negra al gusto
½ cucharadita de sal
400 o 500 ml de agua fría
copos de maíz (sin azúcar) o panko para rebozar
AOVE en espray

1. Lo primero que vas a hacer es el marinado, en el que vas a tener el pollo sumergido al menos toda una noche (lo ideal es hacerlo de un día para otro). Mezcla la harina con todas las especias y la sal. Añade a chorrito entre 400 y 500 ml de agua fría y ve removiendo. Te tiene que quedar una pasta de la misma consistencia que la de las crepes. Cuando la tengas, incorpora el pollo troceado, cubre con papel film y deja en la nevera para que coja todos los sabores.

2. Puedes rebozar el pollo con panko o pan rallado, pero te doy un truco que llevará tus recetas de pollo a otro nivel. Tritura con las manos unos copos de maíz y reboza el pollo con ellos. Echa un poco de aceite en espray en cada pieza y coloca en la cesta de la freidora de aire.
3. Cocina 20 minutos a 195 °C, y listo.

¿Sabías que...?

Las especias no caducan nunca. Con el paso del tiempo pierden propiedades, pueden cambiar su color e incluso tener un aroma menos intenso, pero su consumo no es perjudicial para nuestra salud. Así que, cuando veas que tu bote de orégano ha pasado la fecha de consumo preferente, no lo tires, que todavía le quedan usos. Asegúrate de guardar los botes en un sitio oscuro, seco y fresco para que te duren una eternidad. ¿Cuál es el bote de especias más caducado que tienes en casa? El récord mundial hasta ahora lo tiene mi tía Chus, con un eneldo de 1987 (es quinto mío), le sigue mi tío Pepe con una canela de 1989 y el tercer puesto es para mi madre, con cayena de 1991. Yo con cerca de cuarenta años de antigüedad paso de comérmelas, aunque no caduquen. Eso sí, el tema ha dado que hablar y varios medios de comunicación han sacado mi vídeo enseñando los botes del siglo pasado de mi casa de Zaragoza. ¡Mami, de aquí al estrellato!

SALMÓN CON PATATAS, ESPINACAS Y QUESO CREMA

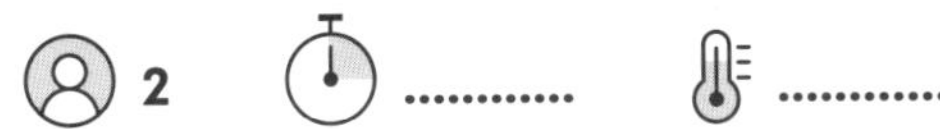

Esta receta es fantástica para solucionarte más de una cena y también para aquellos que prefieren la marbacoa en vez de la barbacoa. Es además muy completa y saludable, está riquísima y no necesitas prácticamente nada de aceite para prepararla.

INGREDIENTES

2 lomos de salmón
1 patata mediana
un puñado de espinacas (crudas o congeladas)
2 cucharadas de queso crema
sal al gusto
AOVE en espray

1. Corta la patata en rodajas finas, todas del mismo tamaño. Lava con abundante agua para que se vaya el almidón y deja a remojo en agua muy fría unos 20 o 30 minutos. Seca las rodajas y colócalas en una cesta de silicona o de papel vegetal con un poco de aceite en espray.
2. Precalienta la máquina 5 minutos a 180 °C.
3. Introduce las rodajas en la cesta y cocina 15 minutos a 170 °C.
4. Abre, añade sal a la patata y coloca encima una capa de espinacas (pueden ser hojas crudas o de las congeladas, que previamente habrás hecho en la sartén o al microondas), extiende encima el queso crema y coloca encima los dos filetes de salmón con sal al gusto.
5. Programa otros 7 minutos a 170 °C. Si te gusta el pescado más hecho, deja unos minutos más.

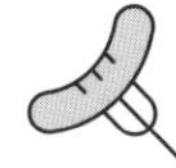

PIZZA SÁNDWICH

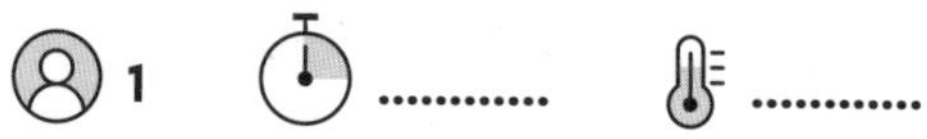

«¡No me gusta la carne!». «Ay, qué pereza la barbacoa». Para los casos críticos, te dejo esta idea de pizza sándwich. Es original, fácil de hacer, no mancha nada y en 10 minutos la tienes lista. Que nadie diga que en tu casa se pasa hambre. Guárdatela también como idea de cena rápida.

INGREDIENTES

3 rebanadas de pan de molde
tomate frito al gusto
queso mozzarella rallado al gusto
orégano al gusto
2 salchichas (o la proteína que más te guste, si está en la barbacoa, mejor)

1. Coloca una rebanada de pan de molde sobre la rejilla de la airfryer y ponle tomate, orégano y queso, como si estuvieras haciendo una pizza margarita.
2. Tapa con otra rebanada de pan de molde y vuelve a hacer lo mismo, esta vez colocando también unas rodajas de salchicha (puedes poner beicon, pepperoni, atún, verduritas…).
3. Cubre con más queso.
4. Precalienta la máquina 5 minutos a 200 grados.
5. Introduce el sándwich en la cesta y cocina 10 minutos a 195 °C.

TRUCO

¿Se te ha hecho un lío monumental el papel de aluminio y ya no puedes sacarlo? Corta un trozo, haz un gurruño y rasca con él por toda la superficie del rollo. Poco a poco se va a ir desprendiendo e igualando hasta que vuelva a quedar todo al mismo nivel. Listo para que lo puedas utilizar con normalidad. Ten cuidado al estirar para que no te vuelva a pasar.

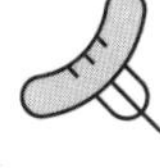

DÓNUTS A LA PARRILLA

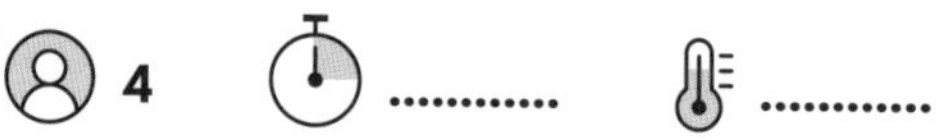

A mí no se me habría ocurrido en la vida hacer un dónut a la barbacoa, pero hace como dos millones de años mis amigos Jaime y Sara me invitaron a una en su casa, y Jaime, que es como Barbacoaman, nos los preparó. Solo te diré que todavía sueño con ellos. Así que, pensando en esta sección de cosas a la airfryercoa, se me ocurrió probar y no es tan tan espectacular como a la brasa, pero queda rico rico.

INGREDIENTES

4 dónuts de azúcar (1 por persona)

1. Esto no tiene misterio. Precalienta la freidora de aire unos 3 minutos a 200 °C.
2. Pon los dónuts en la cesta y programa 3 minutos a 200 °C.
3. Opcional, puedes dar la vuelta y programar un minuto más.
4. Sirve con helado de vainilla.

¿Sabías que...?

Los dónuts, tal y como los conocemos hoy en día, los inventó un marinero. Se llamaba Hanson Gregory. Estamos hablando de 1847 y el dónut como tal no existía en Estados Unidos. Lo más parecido eran unos bollos de masa frita llamados *oliekoeken*, cuya receta llegó a Norteamérica de la mano de inmigrantes holandeses. Eran bolas de masa frita. Pues bien, el

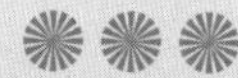

capitán Gregory, cansado de que el interior se quedara crudo, un día en alta mar decidió hacerle un agujero en el centro, con lo que consiguió así que se hiciera igualmente por todas partes. La pena es que no patentó el invento… porque ¡anda que no ha llegado lejos!

GAMBAS AL AJILLO

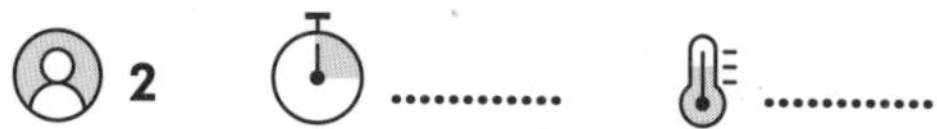

Es uno de esos platos que jamás se me habría ocurrido pensar que se pueden hacer en la freidora de aire. El caso es que en 10 minutos las tienes listas y sin manchar nada. De nuevo, para los de la marbacoa.

INGREDIENTES

- 1 paquete de gambas congeladas
- 1 cucharadita de pimentón (dulce o picante)
- 1 ajo
- 2 o 3 cayenas
- AOVE al gusto
- sal al gusto

Esta receta la hago con gambitas congeladas. Las saco unas horas antes para que se descongelen poco a poco. Lo mejor es cocinarlas en el típico plato de barro, pero puedes ponerlas en un recipiente de cristal refractario o en una silicona. Los pasos:

1. Seca muy bien las gambas una vez descongeladas y ponlas en el plato de barro.
2. Añade sal al gusto, dos o tres cayenas, una cucharadita de pimentón y un ajo pelado, cortado a láminas. Echa un chorrito de AOVE.
3. Precalienta la airfryer 5 minutos a 200 °C.
4. Mete las gambas y cocina entre 8 y 10 minutos a 200°C.

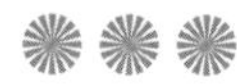

VERSIÓN 2.0

Si a la misma preparación le añades unas gulas y cocinas de la misma forma, tienes un plato de gulas al ajillo que aún puedes mejorar si pones un huevo frito por encima. Puedes hacerlo en la freidora de aire (5 minutos a 200 °C), pero escribiendo la receta se me antoja con puntillita... Oye, que sí, que el libro es de la airfryer, pero la vida es equilibrio y mientras se cocinan las gambas tienes tiempo para freír el huevo. Para mí, así, el plato no podría ser más redondo. Bueno sí, con unas patatas de guarnición.

ENTRE SEMANA, CENAS RÁPIDAS

SANJACOBOS DE CALABACÍN

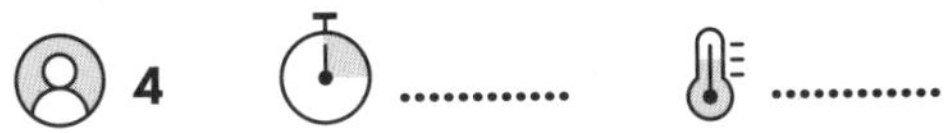

Receta por excelencia de mi madre, reina de la fritanga. Me recuerdo a mí misma de adolescente, y ya talludita, pasando el papel absorbente de cocina para reducir al máximo el aceite. Ella se pone enferma de verme y yo no lo puedo evitar. Así que descubrir que la receta funciona exactamente igual en la freidora de aire me va a salvar de más de una bronca. Porque sí, esta receta también pasa la prueba de mi querida mami, que me está ayudando a hacer este libro y está un poco hasta las narices de mí y de la dichosa maquinita.

INGREDIENTES

1 calabacín
1 paquete de jamón de York o pavo en lonchas finas
1 paquete de queso en lonchas
harina para rebozar
1 huevo
pan rallado para rebozar
sal y pimienta al gusto
AOVE en espray

1. Precalienta la máquina 5 minutos a 200 °C.
2. Mientras, corta el calabacín con mandolina en lonchas de unos tres milímetros de grosor.
3. Corta el queso y el jamón en tiras un poco más pequeñas que las de calabacín.
4. Monta los sanjacobos introduciendo el jamón y el queso entre dos capas de verdura. Salpimienta al gusto.
5. Pasa por harina, huevo y pan rallado. Coloca en la cesta y rocía con el aceite cada pieza.
6. Cocina 10 minutos a 180 °C. Da la vuelta a los 5 minutos para que se doren por igual las dos caras.

RECETÓN

Mi madre es la verdadera cocinera de la familia, le encanta y lo hace realmente bien. El caso es que siempre que vamos a algún restaurante ella va fichando para mejorar sus recetas. Hace unos cuantos años estuvimos en Cáceres, cenando de picoteo en uno de los restaurantes de la plaza Mayor. Si no has estado nunca en esta ciudad pero eres fan de la serie *Juego de Tronos* y su *spin-off La Casa del Dragón*, conoces perfectamente toda esta zona, ya que en esta segunda serie es nada menos que la capital de Los Siete Reinos. Si no sabes de lo que te hablo, visita Cáceres, que es una maravilla de ciudad. El caso es que pedimos unos sanjacobos de calabacín y nos los sirvieron con salmorejo por encima. La combinación nos gustó tanto (sobre todo a mi madre) que desde entonces siempre los sirve así. Si los pruebas, nunca más los comerás solos.

BERENJIPIZZAS

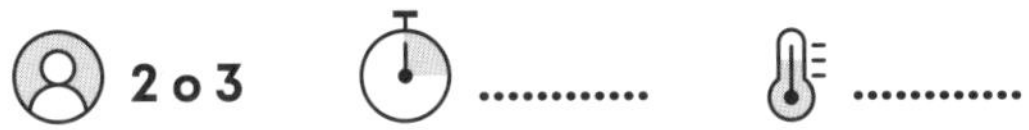

Al preparar esta receta me he planteado varias veces si merece o no estar en este libro. ¿Por qué? Porque, según el tamaño de freidora de aire que tengas, el tiempo invertido en prepararlas puede ser elevado. El caso es que el resultado es tan bueno y me gusta tanto que yo te la dejo, y luego tú decides si prefieres hacerlas en la freidora de aire o prepararlas en la sartén. Si tienes una cesta pequeña, como la mía, vas a poder preparar cuatro al mismo tiempo. Si es más grande, hasta diez. Lo mejor es que adquieras unas bandejas aptas para tu airfryer que permiten cocinar en tres capas, así podrás cocinar varias a la vez.

INGREDIENTES

1 berenjena
AOVE en espray
tomate frito al gusto
orégano al gusto
queso rallado al gusto
beicon al gusto

1. Precalienta la máquina 5 minutos a 200 °C.
2. Corta la berenjena en rodajas de un dedo de grosor.
3. Espolvorea un poco de aceite en espray y cocina 10 minutos a 150 °C. A los 6 minutos dale la vuelta para que se hagan por las dos caras por igual.
4. Cuando las rodajas estén blanditas, pon los ingredientes como si estuviéramos haciendo minipizzas: tomate, orégano, queso, beicon… Estos son mis ingredientes favoritos, pero puedes añadir lo que quieras.
5. Cocina 5 minutos más a 180 °C y listo.

Si quieres hacer más cantidad, puedes marcar las berenjenas en una sartén grande y terminar de hacer las pizzas en la freidora de aire. Yo las preparo cada vez que tengo ganas de pizza, pero quiero cuidarme un poco, y la verdad es que te quitan el antojo. Además, a mí, que me cuesta comer verdura, así la devoro.

VERSIÓN 2.0

Puedes hacer calabacipizzas siguiendo la misma técnica. Al ser una verdura más blanda, necesitarás menos tiempo para el marcado (7 u 8 minutos a 165 °C). Igualmente, puedes prefreírlas en la sartén con muy poco aceite. Rellena con los mismos ingredientes y vuelve a cocinar 5 minutos a 180 °C en la freidora de aire.

¿Cómo te gusta más, con berenjena o calabacín? Yo no puedo decidirme.

RATATOUILLE

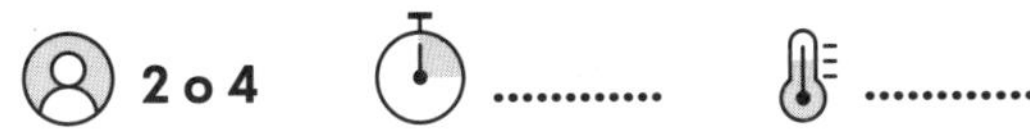

Aunque es famosa en el mundo entero gracias a la película de Disney que lleva su mismo nombre, el ratatouille es una receta tradicional de la zona de la Provenza francesa, al sureste del país. Este plato es para los galos lo que para mí las croquetas de mi abuela. Esos bocados que te transportan directamente a la infancia y a lo feliz que fuiste con las personas que más querías y que quizá ahora no están. Y aunque puede que a ninguno de nosotros nos vaya a hacer vivir semejante flashback, lo cierto es que es un plato sencillo y delicioso, que solamente necesita un poco de paciencia. ¿Qué tal sale en la freidora de aire? Pues riquísimo, no te voy a defraudar.

INGREDIENTES

2 o 3 tomates
2 berenjenas
2 calabacines

400 g de salsa de tomate casera (1 bote)

sal y pimienta al gusto
romero al gusto
AOVE al gusto

La clave para que quede perfecto es que encuentres verduras de un diámetro similar, porque como hay que colocarlas en hilera, una detrás de otra, si son todas las rodajas iguales, queda más bonito. Si no te es posible (porque las hortalizas son de su padre y de su madre), puedes hacer un poco de trampa recortando o directamente poner unas más anchas que otras, que eso no va a cambiar en nada el sabor. Vamos allá:

1. Corta el calabacín (si encuentras de dos colores, verde y blanco, te quedará más bonito), la berenjena y el tomate con ayu-

da de una mandolina en rodajas finas. Si no tienes, hazlo a cuchillo, lo más uniforme que puedas.

2. En una bandeja o recipiente apto para la freidora de aire pon una buena capa de tomate casero en la base.
3. Coloca las verduras por capas, una detrás de la otra, en filas, hasta cubrir toda la bandeja. Para que te hagas una idea, debería quedar como si fuera una serpiente mordiéndose la cola. Añade sal y pimienta al gusto y un buen chorro de aceite de oliva virgen extra.
4. Precalienta la máquina 5 minutos a 180 °C.
5. Introduce la bandeja con las verduras y programa 30 minutos a 175 °C.
6. Sirve con tomillo o hierbas provenzales.

TRUCO

¿Tienes que cortar muchos tomates cherry? De uno en uno puede ser tedioso. Pon todos sobre un plato llano, cubre con otro plato, aprieta con una mano y con la otra corta con un cuchillo de sierra entre los dos platos. En menos de un minuto ya los tienes todos divididos.

TORTIPIZZA

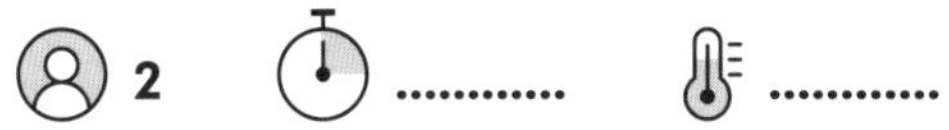

Si eres de los que comerían pizza todos los días del año, pero te contienes porque te gusta cuidarte, tienes que probar esta receta. Es saludable, fácil de hacer y, lo más importante de todo, sabe a pizza. Está en mi top 10 para cuando no sé qué cenar y no tengo ganas de cocinar algo elaborado.

INGREDIENTES

3 huevos
1/2 calabacín
5 tomates cherry
queso brie al gusto
orégano al gusto
sal al gusto

1. Corta el calabacín en rodajitas muy finas con una mandolina o con un cuchillo.
2. Bate los tres huevos, añade el calabacín, los cherris cortados por la mitad, sal al gusto y un poco de orégano.
3. Pon la mezcla sobre la silicona o sobre una cesta de papel apta para la airfryer.
4. Precalienta la máquina 5 minutos a 180 °C.
5. Introduce la tortipizza y cocina 10 minutos a 180 °C .

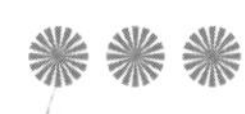

TRUCO

Puedes hacer huevos duros con forma de flor para decorar tus recetas (por ejemplo, una ensalada). Pela el huevo duro, pon dos palillos sobre una tira de papel film, el huevo encima, otros dos palillos sobre el huevo (formando una especie de cuadrado), y envuelve todo con el papel film, apretando. Deja en la nevera unas horas, así, los palillos se van a marcar en el huevo y, cuando lo cortes en rodajas, aparecerán las flores.

PIZZA CON FAJITAS

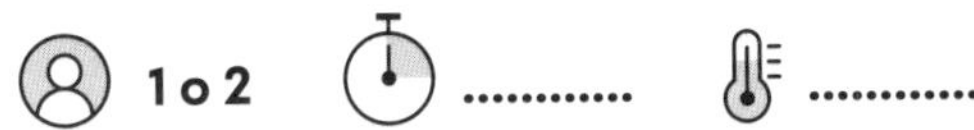

¿Tienes antojo de pizza, pero no tienes masa? ¿Te zamparías dos pizzas familiares, pero te estás cuidando? ¿Tienes diez minutos para comer y no has preparado nada? En cinco minutos puedes preparar esta pizza ligera, perfecta para apuros y para terminar con cenas aburridas.

INGREDIENTES

1 tortillita de fajita (1 por persona)
4 tiras de queso emmental
2 cucharadas de tomate frito
orégano al gusto
1 puñado de mozzarella rallada
tus *toppings* favoritos para la pizza

Te doy dos opciones:

- Si la quieres con bordes rellenos de queso, corta cuatro tiras de queso emmental o cualquier queso en bloque que funda, y colócalas formando un cuadrado en los extremos de la tortillita de fajita. Envuelve el queso con la tortita y sujeta con palillos de madera. Te tiene que quedar un cuadrado, con los bordes en relieve. Ahora monta la pizza con tomate, orégano, mozzarella y lo que más te guste en una pizza: atún, beicon, pepperoni, salchichas…
- Si no quieres bordes, haz la pizza de la forma tradicional con los ingredientes que prefieras.

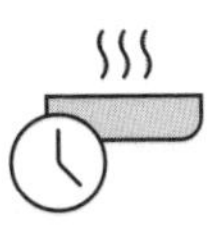

Ahora sigue estos pasos:

1. Precalienta la freidora de aire 5 minutos a 200 °C.
2. Coloca la pizza en la cesta y cocina otros 5 minutos a 190 °C. Si en casa sois de comer bien, lo mismo necesitas más de una por persona.

MINIPIZZAS

Si quieres hacer un aperitivo muy cuqui, puedes utilizar un vaso para cortar circulitos de las tortillitas de trigo. Coloca cada círculo en un molde de magdalenas (presionando un poco en el fondo para que los bordes queden hacia arriba) y ahora monta como si fuera una pizza en miniatura: una cucharadita de tomate, una pizca de orégano, un pellizquito de queso, dos o tres tiras de beicon, maicitos..., lo que se te ocurra. Asegúrate de que pesan lo suficiente como para que no salgan volando, ya que se pueden quemar con la resistencia. Si tienes moldes de silicona, de los que van de cuatro en cuatro juntos, mejor. Precalienta la freidora de aire 5 minutos a 200 °C y luego cocina 4 o 5 minutos a 190 °C.

ROLLITOS DE POLLO

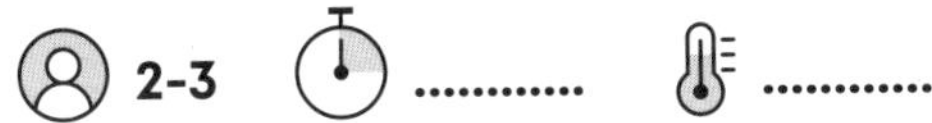

Los podríamos llamar también flamenquines de pollo. Lo que más me gusta de la airfryer es que convierte cualquier receta de fritanga en una comida saludable y equilibrada. Así, si te estás cuidando, en vez de cocinar todo el día a la plancha, puedes probar opciones como esta, baja en calorías y muy sabrosa.

INGREDIENTES

1 pechuga de pollo
2 o 3 lonchas de jamón serrano
2 o 3 lonchas de queso en lonchas (el que más te guste)
sal y pimienta al gusto
harina para rebozar
orégano al gusto
ajo en polvo al gusto
pan rallado o panko para rebozar
1 huevo
AOVE en espray

1. Corta las pechugas de pollo bastante finas, salpimienta y cubre con papel film. Ahora dales una pequeña paliza con un rodillo o con un martillo para carne. Tienen que quedar muy aplastadas.
2. Pon unas lonchas de jamón serrano y de queso, y enrolla, formando un rollito (con la pechuga hacia fuera). Si no se mantiene, pínchalo con un palillo de madera.
3. Pasa el rollito por harina, huevo y pan rallado. El truco del almendruco para una experiencia top es poner orégano y ajo en polvo al pan.
4. Echa aceite en espray por todas las caras y precalienta la máquina 5 minutos a 200 °C.

5. Cocina unos 25 minutos a 195 °C. Como siempre, a mitad de cocinado le damos la vuelta para que dore por todas las caras.

EXTRA

Si eres más de cerdo o ternera, puedes seguir exactamente los mismos pasos y tener unos flamenquines de cerdo... o un cachopo enrollado de ternera. Acuérdate siempre de darle una paliza al filete con un rodillo o con un martillo especial para carne, marcará la diferencia. En el caso de la ternera, si no te gusta demasiado hecha, vas a tener que reducir el tiempo de cocinado, con 10 o 15 minutos a 190 °C la tendrías lista. Acuérdate de dar la vuelta a mitad de tiempo.

PALOMITAS DE SALMÓN

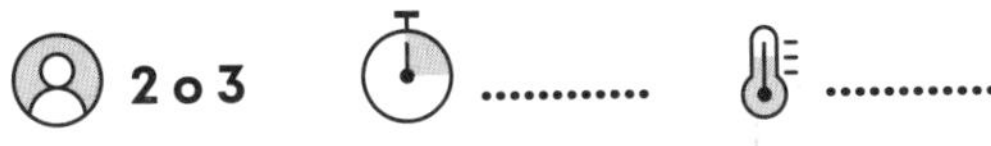

Si estás buscando una receta original, sorprendente, vistosa, rica y fácil de hacer, quédate en esta página, que ya la has encontrado. No te la vendo más porque sé que te va a encantar y a tus invitados también.

INGREDIENTES

3 lomos de salmón noruego, aproximadamente uno por persona (sé que son más caros, pero esto es lo que marca la diferencia)

Para el marinado
2 cucharadas de salsa de soja
2 cucharadas de vinagre de arroz
1 cucharadita de aceite de sésamo

Para el rebozado
panko o pan rallado (con panko te va a quedar más crujiente y especial)
1 cucharadita de pimentón
pimienta negra al gusto
una pizca de sal
½ cucharadita de ajo en polvo
½ cucharadita de cebolla en polvo
una pizca de cayena en polvo
1 cucharadita de albahaca en polvo
1 cucharadita de tomillo

1. Descongela el salmón y córtalo en dados de unos dos dedos de grosor.
2. Ponlos en un bol y añade la salsa de soja, el vinagre de arroz y el aceite de sésamo. Deja en la nevera marinando. Lo ideal sería tenerlo unas 2 horas mínimo, pero si tienes prisa, puedes dejarlo unos minutos mientras vas preparando el resto de los ingredientes y se precalienta la máquina.

3. Precalienta la máquina 5 minutos a 200 °C.
4. Para el rebozado mezcla el pimentón, la pimienta negra, una pizca de sal, el ajo en polvo, la cebolla, una pizca de cayena en polvo (si te gusta picante, más), la albahaca, el pimentón y otra de tomillo. Combina todo esto con panko y reboza los daditos de salmón.
5. Pulveriza con un poquito de aceite, introduce en la cesta y cocina 7 minutos a 180 °C. A los 5 minutos dales la vuelta.
6. Sirve con un poquito de miel para disfrutar de una experiencia completa.

TRUCO DE COCINA

Para quitar la piel del salmón o de cualquier otro pescado antes de cocinarlo, dale suavemente con un soplete. El calor va a hacer que la piel se contraiga y salga sola en cuestión de segundos, sin destrozar la pieza de pescado.

LASAÑA DE BRÓCOLI

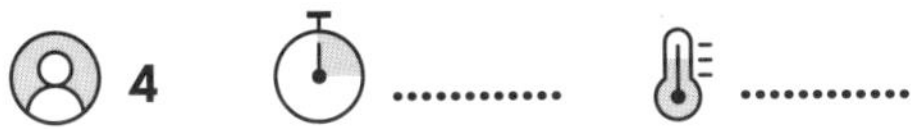

Esta receta es de Gloria, la madre de una de mis mejores amigas y vecina, Alba. Gloria es de esas personas que tienen ese *je ne sais quoi* en la cocina, esa magia secreta que te dice cómo combinar ingredientes o cómo aplicar técnicas para hacer recetas sorprendentes, que siempre están buenas... ¡y sin mirar en internet ni preguntarle a ChatGPT! Como con ese don se nace, te dejo su lasaña de brócoli por si tú, como yo, no lo tienes.

INGREDIENTES

1 brócoli
2 o 3 patatas medianas
1 paquete de jamón de York o pavo (unas 6 lonchas grandes, 12 de las pequeñas)
1 paquete de queso en lonchas (tipo gouda, emmental o havarti)
100 g de queso rallado
AOVE
sal al gusto

1. Corta el brócoli en arbolitos y cuécelo en una sopera con sal, junto con las patatas (peladas y troceadas) hasta que esté blandito, unos 20-30 minutos. Hasta aquí, tenemos el clásico plato de brócoli con patatas, que te confieso, a mí me da alergia.
2. Ahora, para transformarlo en un plato que todo el mundo en casa va a devorar, machaca el brócoli con las patatas mientras vas añadiendo aceite a chorrito. Si lo consideras necesario, añade sal al gusto.
3. Cuando tengas un puré homogéneo, monta la lasaña en un recipiente que quepa en la cesta de tu freidora de aire (yo utilizo uno rectangular de cristal refractario). Pon una primera capa

de un dedo de grosor del puré, cubre con lonchas de jamón o pavo y queso, sigue con más brócoli, jamón, queso, brócoli..., así hasta terminar todas las capas. La última debería ser de puré de brócoli. Por último, cubre con queso rallado.

4. Precalienta la freidora de aire unos 3 minutos a 200 °C.
5. Introduce el molde con la lasaña y cocina 10 minutos a 180 °C.
6. Corta en cuadraditos y sirve con ayuda de una pala. Vas a comprobar que a partir de este momento a todo el mundo en casa le gusta el brócoli.

¿Sabías que...?

El brócoli, al igual que el romanesco, es un fractal. Fíjate bien, es una estructura, los arbolitos, que se repiten a diferentes escalas, más grandes, más pequeños..., guardan siempre el mismo patrón. Vamos, que cada vez que metes brócoli en la airfryer estás friendo matemáticas, sin aceite, ¿eh?

FALSOS MUSLITOS DE POLLO

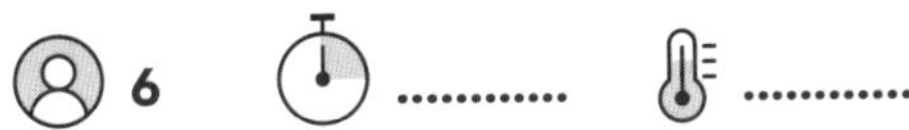

Esta es otra de las recetas que se hicieron virales en redes sociales y que realmente merece la pena probar. Es un poco laboriosa, pero queda tan espectacular que vas a querer repetir.

INGREDIENTES

6 muslitos de pollo
2 patatas medianas
1 cucharadita de ajo en polvo
1 cucharadita de cebolla en polvo
1 cucharadita de pimentón (dulce o picante, como te guste)
2 cucharadas de maicena
200 g de queso mozzarella rallado
1 huevo
harina para rebozar
pan rallado o panko para rebozar
sal al gusto
pimienta al gusto
AOVE en espray

1. Salpimienta los muslitos de pollo y márcalos en una sartén a fuego fuerte por todas las caras.
2. Pon agua a hervir en una sopera con un poco de sal e introduce los muslitos. Deja que cocinen durante unos 20 minutos.
3. Cuando estén blanditos viene la parte más laboriosa. Tienes que sacar toda la carne y dejar el hueso completamente limpio (como si se lo hubiera comido el perro). La carne la vas a cortar en trocitos muy pequeños.
4. Por otro lado, cuece las patatas peladas hasta que queden muy blanditas.

5. Machácalas y mézclalas con las migas de pollo, las especias, la maicena, sal y pimienta al gusto y la mozzarella rallada. Amasa hasta tener una pasta uniforme.
6. Ahora dales forma a los falsos muslitos. Coge una bolita de masa, aplástala para dejarla con forma de círculo, añade un poco más de mozzarella y pon el hueso en medio. Envuelve el hueso con la masa y moldea para que quede con forma de muslito.
7. Haz lo mismo con todos los huesos. Si te sobra masa, haz bolitas, que saben igual de ricas sin hueso.
8. Bate un huevo y pasa cada pieza por harina, huevo y pan rallado (o panko). Rocía con aceite en espray.
9. Precalienta la máquina, 5 minutos a 200 °C.
10. Introduce los muslitos en la cesta, añade un poco de AOVE en espray y programa la airfryer 10 minutos a 190 °C (hasta que veas que están dorados). Da la vuelta a los muslitos a los 7 o 9 minutos para que quede crujiente por todos los lados.
11. Sirve con tu salsa favorita, a mí me encantan con mayonesa sriracha. Porque llenan mucho..., a ver si eres capaz de comerte solo uno.

BONUS TRACK

Venga, vale, te digo cómo hacer la mayonesa sriracha, que sé que ahora la quieres.

INGREDIENTES

150 ml de aceite de girasol
1 huevo a temperatura ambiente
un chorrito de zumo de limón
1 ajo pequeño
sal
2 o 3 cucharadas de salsa sriracha

Sí, para hacer la mayo-sriracha necesitas salsa sriracha. La venden en cualquier supermercado en la zona de productos asiáticos. Sigue estos pasos:

1. Primero prepara la mayonesa casera (puedes ponerla de bote, pero siempre te va a quedar mejor hecha en casa). En el vaso de la batidora echa 150 ml de aceite de girasol y un huevo a temperatura ambiente.
2. Con la batidora pegada al fondo del vaso empieza a batir a potencia media/baja. Cuando el aceite vaya ligándose con el huevo, sigue batiendo sin mover. En el momento en el que comience a espesar, puedes subir la potencia de la batidora y subir y bajar para terminar de batirlo todo.
3. Añade un ajo picado, un chorrito de limón, la sal y la salsa sriracha, y bate bien para integrarlo todo. ¡Listo!

CACHOPO

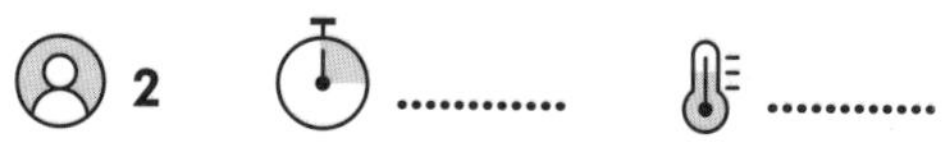

Que me perdonen los asturianos, pero el cachopo es una de esas recetas que en airfryer quedan francamente bien. Obvio, nunca será lo mismo que frito en abundante aceite, pero si te estás cuidando o quieres evitar el aceite al máximo, tienes que probarlo porque te va a gustar.

INGREDIENTES

2 filetes de ternera
2 o 3 lonchas de jamón serrano
queso de cabrales al gusto (puedes poner más suave si prefieres)
sal y pimienta al gusto
harina para rebozar
1 huevo
pan rallado o panko para rebozar
AOVE en espray

1. Para mí, el secreto de un buen cachopo es que la carne sea muy fina, así que, lo primero, hay que darle una pequeña paliza con un mazo. Si no tienes, puedes utilizar el rodillo de amasar o una botella. Cubre las dos piezas de carne con papel film y dale golpes hasta que quede casi como un papel.
2. Sobre un filete dispón el jamón y el queso, y cubre con el otro filete. Salpimienta al gusto.
3. Pasa por harina, huevo y pan rallado o panko. Pulveriza con aceite las dos caras.
4. Precalienta la máquina 5 minutos a 200 °C.
5. Coloca el cachopo y programa 6 minutos a 180 °C. Transcurrido el tiempo, da la vuelta y cocina otros 6 minutos más a 180 °C.

¿Sabías que...?

Hasta el año 2021 la RAE no incluyó la acepción de cachopo como nombre de este famoso plato asturiano. Hasta entonces este término solamente significaba «Tronco seco y hueco del árbol». Y quizá debido a la similitud del popular filete empanado, en color, textura y forma, con los árboles huecos, en los que antiguamente se guardaban herramientas, se le bautizó como cachopo. Llámalo como quieras, que rico va a estar igualmente.

PECHUGA HASSELBACK

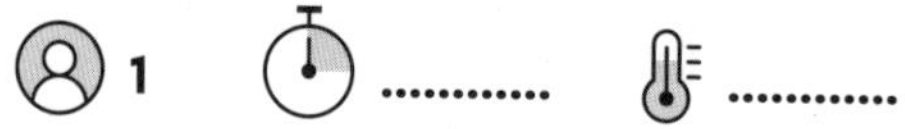

La pechuga asada o a la plancha, así sin nada, puede ser un poco sosa. Sobre todo si la tienes que comer por obligación porque te estás cuidando. Pero si nos inspiramos en la famosa patata sueca obtenemos una idea de comida o cena saludable, riquísima y tan fácil de hacer que es apta para absolutamente todo el mundo.

INGREDIENTES

1 pechuga de pollo
1 tomate
50 g de queso tipo emmental (o el que quieras)
orégano al gusto
sal y pimienta al gusto
AOVE

1. Coge la pechuga de pollo y salpimienta. Hazle cortes de un dedo de grosor, de lado a lado del extremo más estrecho, sin llegar al final. Te tiene que quedar como un acordeón (o como si fueran las páginas de un libro).
2. Ahora vamos a rellenar cada hueco con los ingredientes elegidos. Yo te sugiero tomate y queso, pero puedes poner beicon, jamón de York, pavo, verduras... Añade orégano al gusto y rocía con aceite en espray.
3. Precalienta la freidora de aire 5 minutos a 200 °C.
4. Introduce el pollo y cocina 17 o 20 minutos a 180 °C.

TRUCO

Con papel de cocina y un tenedor puedes quitar rápidamente los tendones de las pechugas y solomillos de pollo. Es esa tira blanca que tanto molesta y por la que yo, hasta que descubrí este truco, destrozaba las piezas de carne, ya que no soporto que me aparezca una vez cocinada. Para que salga de forma limpia, sin romper nada, sujétala por un extremo con papel de cocina, introduce el tenedor, para que se sujete, y tira del papel, haciendo un poco de presión con el tenedor hacia el pollo. Vas a ver que sale de un tirón.

SANJACOBOS

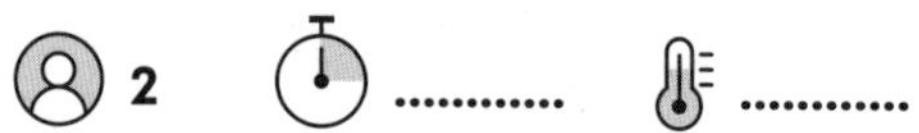

Desde que probé esta receta en la airfryer no he vuelto a cocinar sanjacobos en la sartén. De verdad, no hay casi diferencia, quedan crujientes y sabrosos, y cocinándolos con la freidora de aire conseguimos una comida saludable que puedes hacer a menudo.

INGREDIENTES

4 lonchas de jamón de York por pieza (también lo puedes hacer con pavo)
2 lonchas de queso por pieza (a mí me gusta el gouda, pero puedes elegir el que quieras)
1 huevo
harina para rebozar
pan rallado o panko para rebozar
AOVE en espray

1. Es tan sencillo como poner una loncha de queso entre dos de jamón de York. Para una experiencia más gourmet, haz dos o tres capas de cada, así te quedará un sanjacobo gordito y jugoso.
2. Cuando lo tengas, pásalo por harina, por huevo batido y por el pan rallado o panko.
3. Precalienta la máquina 5 minutos a 200 °C.
4. Introduce los sanjacobos en la cesta y cocina 8 minutos a 190 °C.

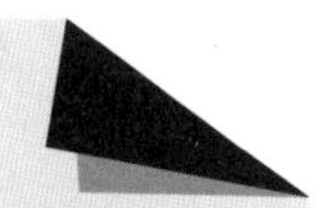

¿CÓMO COMPRAR UN BUEN JAMÓN COCIDO?

El jamón de York y la pechuga de pollo son alimentos procesados. Los expertos cada vez son más unánimes: «No son tan saludables como nos habían hecho pensar». De hecho se catalogan como embutidos y se recomienda reducir al máximo su consumo. El caso es que hay procesados buenos y procesados no tan buenos. ¿Cómo los distinguimos? Cuando vayas al súper te sugiero que pases un ratito leyendo las etiquetas de ingredientes de los productos que vas a meter en tu carrito. Un buen fiambre de jamón, pollo o pavo debería tener como mínimo un 90 por ciento de carne. Ojo, porque si te fijas, en general son pocos los que superan el 55 por ciento. Cuantos menos ingredientes tenga la lista, mejor es el procesado. La sal es otro ingrediente que hay que valorar: normalmente suelen tener un exceso, así que intenta adquirir productos bajos en sal.

ALBÓNDIGAS CARBONARA

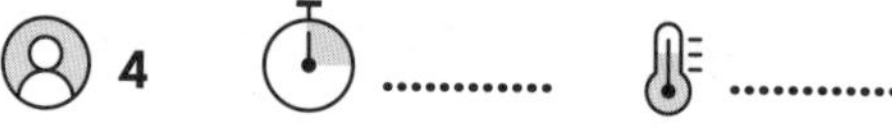

Cuando estaba embarazada tuve una superidea: «¿Y si hiciera unas albóndigas carbonara?». El resultado fue tan espectacular que desde entonces las he hecho muchísimas veces igual. Ahora he adaptado la receta a la airfryer con resultados igual de buenos. No voy a entrar en la polémica de si es o no carbonara, a estas alturas todos sabemos ya que la carbonara tradicional italiana no lleva nata, pero en España de toda la vida hemos llamado carbonara a esto, y así lo he bautizado yo.

INGREDIENTES

Para las albóndigas
500 g de carne picada
2 rebanadas de pan de molde sin corteza
un chorrito de leche
1 huevo
1 cucharadita de ajo en polvo
1 cucharadita de cebolla en polvo
1 cucharadita de orégano
sal y pimienta al gusto
AOVE en espray

Para la salsa
200 ml de nata para cocinar
3 o 4 champiñones
30 g de queso parmesano rallado
100 g de queso rallado (de fundir)
100 g de beicon
sal y pimienta al gusto

1. Pon las dos rebanadas de pan de molde a remojo en leche hasta que estén muy empapadas y blanditas.
2. Mientras, mezcla la carne picada (puede ser de cerdo, de pollo, de ternera o mezcla de ternera y cerdo, esta última mi favorita) con una cucharadita de ajo en polvo, otra de cebolla en polvo, otra de orégano, sal y pimienta al gusto y un huevo. Puedes

sustituir el ajo, la cebolla y el orégano por el tradicional ajo picado con perejil; a mí me repite mucho, por eso lo hago así.

3. Saca el pan de la leche y escurre.
4. Añádelo a la mezcla de la carne y amasa hasta que todos los ingredientes estén integrados.
5. Haz bolitas de tamaño uniforme. No demasiado grandes para que se cocinen bien.
6. Precalienta la airfryer 5 minutos a 200 °C.
7. Corta los champiñones en láminas y colócalos en un recipiente profundo (para que puedas poner las albóndigas y bañarlas en la salsa) apto para la freidora de aire.
8. Cocina 4 minutos a 180 °C.
9. Transcurrido el tiempo añade el beicon en tiras y cocina otros 5 minutos a 180 °C. Saca y reserva.
10. Cocina las albóndigas en otro recipiente 8 minutos a 200 °C.
11. Junta las albóndigas con el beicon y los champiñones, añade la nata, el queso parmesano y la pimienta. Mezcla bien, cubre con el queso para fundir y mete otros 5 minutos a 200 °C.
12. Prueba y me cuentas si fue una locura de embarazada o una genialidad.

TORRIJAS CARBONARA

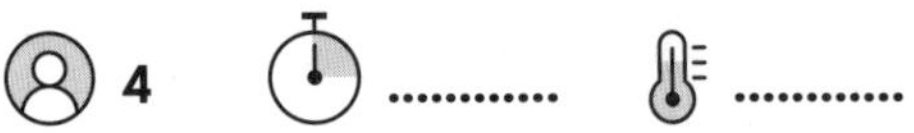

Y de una ida de olla a otra con igual de buenos resultados. La pasada Semana Santa, como ya no sabía qué inventar para distinguir mis torrijas de las de los demás, pensé en hacer la versión carbonara. El AyudanThor me insistió en que debían ser de chorizo, pero no me atreví. Quizá este año.

INGREDIENTES

500 ml de leche
1 cucharada de pimienta negra en grano
100 g de queso parmesano
1 barra de pan del día anterior
1 huevo
2 o 3 lonchas de beicon

1. En una sopera pon la leche con la pimienta y el queso a fuego medio/bajo. Cuando casi empiece a hervir, apaga el fuego, tapa y deja que infusione mientras se enfría.
2. Entretanto corta rebanadas de pan y empápalas en esta mezcla.
3. Precalienta la máquina 5 minutos a 200 °C.
4. Pasa el pan por huevo batido, pon en la cesta y cocina otros 5 minutos a 200 °C.
5. Prepara unas lonchas de beicon crujiente (en sartén, en el microondas o en la airfryer).
6. Coloca el beicon sobre la torrija y espolvorea un poco más de parmesano. ¿Locura o genialidad? Tú decides.

EMPANADA SIN PAN

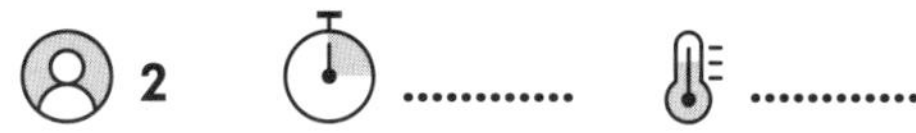

Esta es una de las recetas que se hicieron virales y que merece muchísimo la pena. Está riquísima y no lleva nada de pan. Yo la hago muchas veces para cenar y siempre desaparece en cuestión de segundos.

INGREDIENTES

400 g de carne picada (de pavo o ternera)
½ cucharadita de orégano
½ cucharadita de pimentón
½ cucharadita de ajo en polvo
1 cucharada de kétchup
1 cucharadita de mostaza
10 g de queso parmesano rallado
sal y pimienta al gusto
AOVE en espray

Para el relleno

guacamole al gusto
1 loncha de queso
3 tomates cherry al gusto
un puñado de rúcula

1. Mezcla la carne picada con las especias (puedes poner las que quieras), el kétchup, la mostaza, la sal y la pimienta.
2. Extiende la carne sobre papel vegetal para que quede un círculo (como una tortilla de fajita un poco más gruesa). Si se te pega en las manos, engrásalas con un poco de aceite.
3. Rellena una mitad del círculo con lo que más te apetezca, yo te sugiero el relleno que suelo poner.
4. Cierra el círculo por la mitad con ayuda del papel vegetal y sella bien los laterales para que no se salga el relleno.
5. Espolvorea queso parmesano rallado por encima. Opcional: si quieres que quede supercrujiente, ponle una pequeña capa de panko (pan rallado grueso).

6. Añade un poco de aceite en espray.
7. Precalienta la máquina 3 minutos a 200 °C.
8. Introduce la empanada y cocina 15 minutos a 180 °C.
9. Sirve con una ensalada o unas patatas en airfryer, y tienes una cena completísima y saludable.

TRUCO

Este truco me lo dio un chef canario. Si tienes un aguacate en su punto y no te lo vas a comer, córtalo por la mitad, saca la pulpa con una cuchara, envuélvela en papel film y congélala. Cuando te apetezca, saca el aguacate del congelador, déjalo a temperatura ambiente hasta que se descongele y úntalo en una tostada o haz guacamole, queda perfecto.

CACHOPO DE BERENJENA

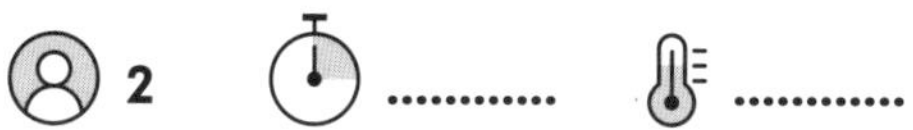

Esta receta ha sido viral en redes sociales y no me extraña, porque es saludable y fácil de hacer. Si además te pasa como a mí, que me cuesta comer verdura, la vas a adorar porque sale deliciosa.

INGREDIENTES

- 1 berenjena por persona (tamaño medio)
- 2 o 3 lonchas de jamón de York, jamón serrano o pavo
- 2 o 3 lonchas de queso (puedes usar en lonchas o alguno más fuerte como el Cabrales)
- 1 huevo
- harina para rebozar
- pan rallado o panko para rebozar
- AOVE al gusto

1. Precalienta la airfryer 5 minutos a 200 °C.
2. Lava bien las berenjenas y córtalas por el medio, de forma longitudinal, desde la base al rabito, sin llegar al final. Se tienen que poder abrir como si fueran dos páginas de un libro. Rocía con un poco de aceite.
3. Introduce en la cesta y cocina entre 25 y 30 minutos a 165 °C. Sabrás que están cuando la carne esté superblandita. Aquí es clave no poner mucha temperatura porque las queremos asar, y si nos excedemos en el calor, las podemos quemar. Si pasado ese tiempo todavía no están blanditas, ponlas un rato más (les puedes dar la vuelta a mitad de cocción).
4. Saca de la cesta y deja enfriar un rato para evitar quemarte. Después, con la ayuda de una cuchara, separa la piel de la car-

ne (sin tocar la parte del rabito, que tiene que seguir uniendo la berenjena).

5. Con la ayuda de una cuchara o de un vaso, aplasta los dos lados, con cuidado de que no se rompan. Rellena con jamón y queso (o tu relleno de cachopo favorito) y cierra. Pasa por harina, huevo batido y pan rallado o panko.
6. Echa un poquito de aceite en espray sobre las dos caras y cocina 12 minutos a 200 °C (6 minutos por cada cara, así que acuérdate de darle la vuelta a la mitad).

DATO CURIOSO

A los niños muy pequeños se les suele poner la boca roja cuando comen berenjena. Eso hace que los padres nos pongamos histéricos, ya que siempre estamos pendientes de las alergias. En este caso, la mayoría de las veces suele ser una irritación local que provoca la histamina que contiene esta hortaliza. Al rato se les pasa. No obstante, ante la duda, mejor consulta con el pediatra, no vaya a ser que sea alergia.

DE TEMPORADA

CASTAÑAS ASADAS

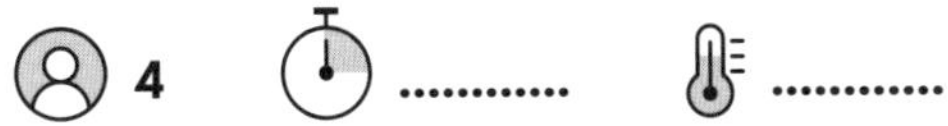

Llega el otoño y con él la temporada de castañas. ¿Se pueden hacer en la freidora de aire? La respuesta es sí y quedan deliciosas.

INGREDIENTES

500 g de castañas frescas (100-150 g por persona)

1. Precalienta la máquina 5 minutos a 200 °C.
2. Mientras, ve haciendo dos cortes en cada castaña en forma de cruz.
3. Coloca las castañas en la cesta y programa 15 minutos a 200 °C. A los 6 o 7 minutos abre y agita para asegurarte de que se hacen por todas las caras por igual. Si, pasado este tiempo, las quieres algo más doradas, programa un par de minutos más. Te recomiendo que no llenes demasiado la cesta para que no se monten unas encima de las otras. Es mejor que hagas varias tandas, mientras vais comiendo las primeras, se cocinan las siguientes.
4. Envuelve las castañas en papel de periódico o en un paño de cocina unos minutos antes de comerlas para que con la humedad del calor que sueltan sea más fácil quitarles la piel.

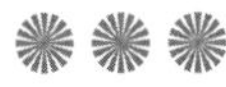

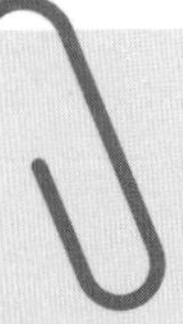

TRUCO PARA PELAR CASTAÑAS

Si necesitas pelar castañas en crudo y no quieres dejarte los dedos ni las uñas, te recomiendo que les des un corte y las pongas en un recipiente con un poco de agua unos 30 o 40 segundos en el microondas a máxima potencia. Al salir, la humedad habrá hecho que se despegue la piel y sea más fácil quitarla.

NACHOS DE CALABACÍN

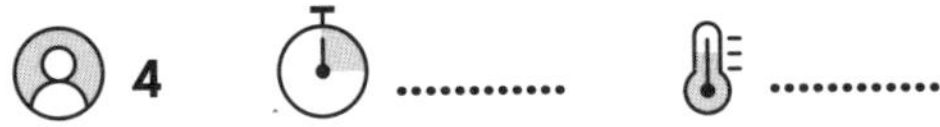

Aunque lo tenemos en los mercados todo el año, el calabacín es del verano, igual que el tomate o la berenjena…, así que cuando llega la temporada, hay que disfrutarlo porque es una de las hortalizas más versátiles. Por ejemplo, puedes hacer nachos; bueno, yo los llamo nachos pero de nacho tienen solamente que los vamos a utilizar para dipear en salsa. En realidad son unos crujientes de calabacín deliciosos, saludables, perfectos para servir en cenas con amigos o para quitarte el antojo si te estás cuidando.

INGREDIENTES

1 calabacín
1 huevo
70 g de queso rallado
sal al gusto
pimienta al gusto
½ cucharadita de ajo y cebolla en polvo

1. Ralla el calabacín, añade la sal y escurre con paciencia toda el agua que vaya soltando. Te recomiendo que lo hagas con una tela filtrante que venden específicamente para este tipo de elaboraciones. En internet la puedes encontrar como «tela para hacer queso». Es importantísimo que no te saltes este paso, ya que, si no, el agua del calabacín te va a fastidiar la receta.
2. Mezcla la verdura con el huevo, el queso rallado, media cucharadita de ajo y cebolla en polvo. Remueve hasta tener una pasta homogénea y con la mano haz bolitas y aplástalas, para tener círculos finos, como si fueran unas patatas chip gruesas.

3. Coloca sobre papel vegetal apto para la freidora de aire.
4. Precalienta la máquina 5 minutos a 200 °C.
5. Introduce los falsos nachos de calabacín y cocina 15 minutos a 180 °C, dando la vuelta pasados 10 minutos. Luego sírvelos con tu salsa favorita.

TRUCO

Si no tienes tela filtrante, puedes escurrir el calabacín rallado con una cafetera francesa. Quita el émbolo, mete la verdura, coloca de nuevo la prensa y haz exactamente lo mismo que con el café, presiona. Verás cómo el calabacín se queda por debajo y el agua por arriba. Vacía, y ya puedes sacar la hortaliza seca.

MUFFINS DE ATÚN Y CALABACÍN

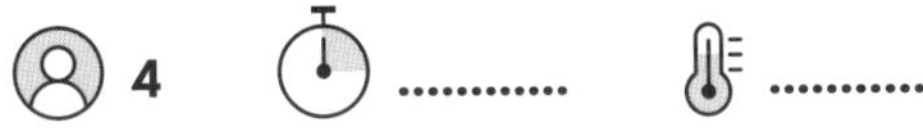

Esta receta me la dio mi suegra y desde entonces se ha convertido en un clásico para las cenas de mi casa. El atún lo puedes cambiar por cualquier ingrediente (jamón de York, salmón..., lo que te apetezca).

INGREDIENTES

1 calabacín
4 huevos
4 cucharadas de harina
1 cucharadita de levadura química
2 latas pequeñas de atún
2 puñados de queso rallado
sal al gusto

1. Ralla el calabacín y déjalo un rato con un poco de sal para que suelte toda el agua. Escúrrelo bien (si tienes una tela filtrante, mejor).
2. Ahora añade los huevos, la harina, la levadura química, el atún (yo uso siempre al natural) y el queso rallado. Remueve bien hasta tener una masa y rellena los moldes para muffins (los míos son de silicona). Precalienta la freidora de aire 5 minutos a 180 °C.
3. Introduce los moldes y programa 12 minutos a 170 °C. Sírvelos templados.

TRUCO

Si abrir las latas con anilla te trae por la calle de la amargura porque se te rompen o no tienes fuerza suficiente para tirar, prueba este truco. Gira la anilla hasta que el agujero sobresalga de la lata. Introduce una cuchara hasta el fondo y haz palanca, presionando la cuchara hacia la lata. Vas a ver que se abre sin ningún esfuerzo.

BERENJENAS A LA PARMESANA

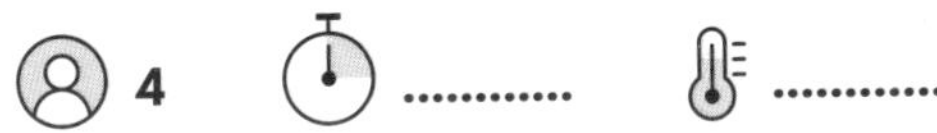

Hace unos años descubrí esta receta en un restaurante italiano debajo de mi casa. Me gustó tanto que sentí la necesidad imperiosa de intentar hacerla yo en casa. Nunca pregunté cómo se hacía, simplemente me inventé este plato por los sabores. Queda delicioso y es una manera divertida y diferente de comer la berenjena. Márcate esta página para que no te cueste mucho encontrarla porque vas a repetir seguro.

INGREDIENTES

2 berenjenas
400 g de tomate frito casero
200 g de queso mozzarella rallado
unas hojas de albahaca fresca
50 g de queso parmesano

1. Lo primero que vas a hacer es lavar y laminar las berenjenas en rodajas de menos de un dedo de grosor.
2. Puedes marcarlas en la airfryer, pero, como vas a tener que hacer mucha cantidad, yo te recomiendo que lo hagas en la sartén con un poquito de aceite. Cocínalas a la plancha hasta que estén doradas por fuera y blandas por dentro.
3. Precalienta la freidora de aire 5 minutos a 200 °C.
4. En un molde cuadrado apto para la freidora de aire (yo uso uno de cristal cuadrado) pon una primera capa de berenjena, cubre con tomate frito casero, hojas de albahaca y mozzarella rallada. Vuelve a poner otra capa de berenjena, tomate, albahaca y queso. Sigue así, como si estuvieras haciendo una lasaña,

hasta llenar el molde. Ahora, espolvorea una capa generosa de queso parmesano rallado.

5. Introduce el molde en la cesta de la airfryer y cocina 10 minutos a 180 °C.

TRUCO

¿Te han sobrado hierbas frescas y no tienes planeado gastarlas a corto plazo? Lávalas, trocéalas y ponlas en cubiteras. Cubre con aceite de oliva y congela. Así, cada vez que las necesites, las tienes listas para poner directamente en la sartén a fuego medio y empezar a cocinar. O descongélalas y utilízalas en ensalada.

ALCACHOFAS RELLENAS

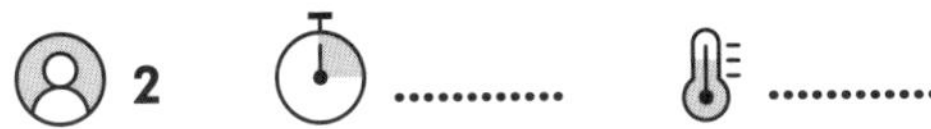

¿Qué es lo mejor de la temporada de alcachofa? ¡Que hay dos! Una en otoño (de octubre a diciembre) y otra en primavera (de marzo a junio). Abril y mayo son los mejores meses. ¡Que no te dé pereza pelarlas! Merece la pena cada hoja que vas a quitar. ¿Quieres hacer algo diferente con ellas? Rellénalas de atún, huevo y mayonesa. Una receta que gustará tanto a amantes como a detractores de esta bonita flor.

INGREDIENTES

9 corazones de alcachofa cocida
2 latas de atún al natural
2 huevos duros
mayonesa al gusto
queso rallado al gusto

1. Pela y cuece las alcachofas (puedes usar de las de bote ya cocidas). Cuando estén frías, abre con cuidado en el centro, formando una especie de vasito donde vas a meter el relleno.
2. Mezcla el atún (yo uso al natural para evitar el exceso de aceite, pero utiliza el que más te guste) con los huevos duros.
3. Añade mayonesa al gusto hasta que te quede una pasta homogénea con la que vas a rellenar todas las alcachofas. Colócalas en un recipiente apto para la freidora de aire, apoyadas en la base y con el relleno hacia arriba, como si fueran flores. Cubre con queso rallado.
4. Precalienta la máquina 5 minutos a 200 °C.
5. Introduce las alcachofas y cocina de 8 a 10 minutos a 180 °C.

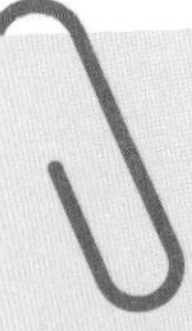

TRUCO PARA CONSERVAR LAS ALCACHOFAS

Como cocer alcachofas es una tarea tediosa, te dejo un truco para que puedas hacer mucha cantidad y conservar durante toda la temporada. Cocina las alcachofas siguiendo los trucos que te he dado, y cuando tengas los corazones limpios, introdúcelos en un bote de cristal esterilizado (hervidos 10 minutos en agua, con tapas nuevas, también hervidas), añade aceite de girasol o de oliva hasta llenar el bote, cierra con la tapa y cuece al baño María (con un trapo en el fondo de la olla para evitar que se rompan los botes) durante unos 15 minutos, desde que empiece a hervir. Deja enfriar y ya tienes conservas de alcachofa para todo el año.

CHIPS DE ALCACHOFA

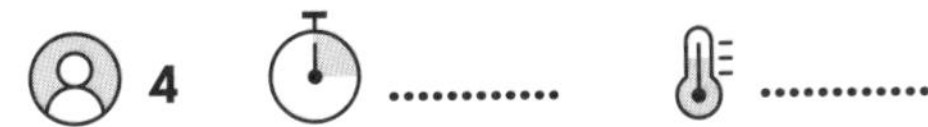

Mi madre siempre nos ha preparado las alcachofas fritas con abundante aceite y la verdad es que están espectaculares. Pero aquí estoy yo para decirte que en la freidora de aire se pueden hacer con dos gotitas de aceite y que el resultado es buenísimo.

INGREDIENTES

10 alcachofas crudas	sal al gusto
½ limón	AOVE en espray

1. Pela las alcachofas en crudo hasta tener los corazones. Córtalos en rodajas transversales de unos 3 milímetros de grosor, como si fueran unas chips de alcachofa.
2. Exprime medio limón sobre las chips, añade sal y un poquito de aceite de oliva en espray.
3. Precalienta la freidora de aire 5 minutos a 200 °C.
4. Introduce las chips, con cuidado de que no se monten mucho unas sobre otras. Haz un primer cocinado de 8 o 10 minutos a 160 °C. Abre a la mitad y agita para que se cocinen todas las zonas por igual. Cuando estén, programa otros 3 o 5 minutos a 180 °C para que se terminen de dorar.
5. Sirve tal cual o con una salsa para dipear.

PATÉ DE ALCACHOFA

¿Mojar alcachofas en paté de alcachofa? A mí me parece un planazo. Y si pruebas este paté, te aseguro que lo vas a querer hacer más veces.

INGREDIENTES

- 5 corazones de alcachofa cocidos
- 2 cucharadas de queso crema
- 1 cucharadita de ajo en polvo
- un chorrito de limón
- 2 cucharadas de queso parmesano rallado

1. Mezcla todos los ingredientes y bate con la batidora hasta tener una crema uniforme.
2. Sirve con panecillos y como salsa para mojar las alcachofas crujientes.

CHIPS DE MANZANA

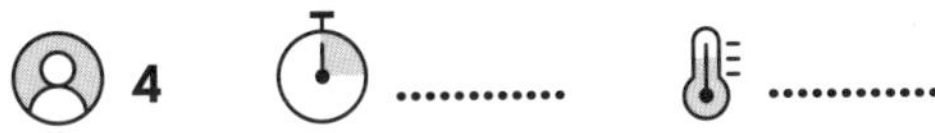

Gracias (o por culpa) de las cámaras frigoríficas, las comemos todo el año, pero la temporada de las manzanas llega con la caída de las hojas, en otoño. ¿Cuál es tu variedad favorita? A mí me encantan las muy ácidas. Crudas, asadas…, me gustan de todas las maneras, también crujientes, en forma de snack.

INGREDIENTES

1 o 2 manzanas (la variedad que quieras)

1. Lava las manzanas, descorazónalas y córtalas (con el agujero en el centro, como si fueran rosquillas) muy muy finas. Con mandolina (de 1 o 2 milímetros de grosor) te resultará más fácil. Puedes cortarlas por la mitad o cocinar en forma de rosquilla.
2. Precalienta la freidora de aire 5 minutos a 150 °C.
3. Introduce las chips, con cuidado de que no se monten demasiado las unas sobre las otras y programa 15 minutos a 150 °C. Sacude la cesta al menos dos veces durante el cocinado.
4. Cuando las saques estarán algo blandas. No te preocupes, en cuanto se enfríen quedarán supercrujientes.

TRUCO

Para descorazonar manzanas lo ideal es tener un utensilio específico que se introduce por la parte inferior, se presiona y sale el corazón entero. Entiendo que tenemos las cocinas saturadas y que, si no vas a hacer muchas manzanas asadas, te parezca demasiado tener esta herramienta. La buena noticia es que puedes hacer lo mismo con un cuchillo fino y afilado. Mételo por la parte inferior de la manzana, a medio centímetro de distancia de lo negro. Corta alrededor de arriba abajo, siguiendo una circunferencia. Empuja con el dedo y debería salirte todo el corazón, la manzana quedaría perfectamente agujereada.

MELOCOTÓN ASADO

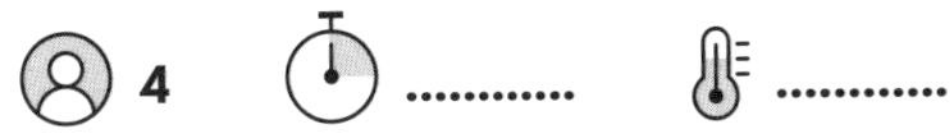

No te miento, es la receta que más me ha sorprendido y gustado de todas las que he preparado para este libro. Creo que podría comer este postre a diario. ¡Qué pena que la temporada del melocotón sea corta! Como lo son las vacaciones de verano.

INGREDIENTES

2 melocotones
1 cucharadita de mantequilla
1 cucharadita de azúcar
canela en polvo al gusto
2 cucharadas de yogur griego
pistachos triturados al gusto
miel para decorar

1. Corta los melocotones por la mitad antes de pelarlos, te será más fácil agarrarlos sin que se escurran. Quita el hueso y la piel con la ayuda de un pelador.
2. En el agujero de cada mitad añade la mantequilla y un poquito de azúcar.
3. Precalienta la máquina 5 minutos a 190 °C.
4. Coloca los melocotones en la cesta y programa 10 o 15 minutos a 180 °C. Cuando al pinchar con un cuchillo los notes blandos, están.
5. Sirve con un par de cucharadas de yogur griego natural en el centro de los melocotones, espolvorea unos pistachos triturados (también puedes poner muesli) y decora con un chorrito de miel. Estoy redactando y te juro que quiero uno.

TRUCO DEL PELADOR

¿Alguna vez te has preguntado para qué sirve el pitorrito que sobresale de uno de los laterales de tu pelador? Pues no está ahí para decorar, sino para ayudarte a quitar el rabito de las peras o las manzanas, o a pelar con precisión sus sus culitos o las zonas negras que se han pasado de maduración. Pincha al lado de la zona que quieras erradicar, gira apretando y verás lo fácil que sale.

SANDÍA CARAMELIZADA

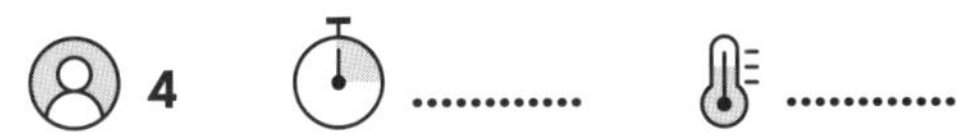

El verano es para la sandía. Una hortaliza (que no fruta) que asada es una de esas cosas que quizá no te atrevas a probar, pero si alguna vez tienes que dar salida a una y no sabes qué hacer con ella, además de congelarla para hacer helado, sorbete o granizado..., prueba a asar unos trocitos, ya verás qué ricos.

INGREDIENTES

4 rodajas de sandía	azúcar al gusto

1. Corta la sandía en triángulos y quítales la cáscara.
2. Espolvorea un poco de azúcar por una de las caras.
3. Precalienta la freidora de aire 5 minutos a 200 °C.
4. Introduce la sandía y programa 5 minutos a 180 °C.
5. Da la vuelta, espolvorea un poco más de azúcar y programa otros 5 minutos a 180 °C.
6. La puedes comer así o acompañada de helado.

ATÚN VEGANO CON SANDÍA

Si en vez de con azúcar marinas la sandía con los ingredientes que te voy a poner a continuación, puedes conseguir atún vegano. El sabor y la textura son realmente sorprendentes. ¿Cómo lo puedes comer? Como sashimi, cortado muy finito o en niguiri, sobre bolitas de arroz de sushi.

INGREDIENTES

100 ml de salsa de soja (o la que necesites para cubrir la sandía)
50 ml de vinagre de arroz
2 cucharadas de aceite de sésamo o tahini
1 cucharada de jengibre en polvo
1 cucharada de ajo en polvo
1 alga nori
¼ sandía
50 g de semillas de sésamo

1. Pela la sandía y córtala en rodajas de unos dos dedos de grosor.
2. En un bol prepara el marinado mezclando la salsa de soja, el vinagre de arroz, el aceite de sésamo, el jengibre y el ajo en polvo y el alga nori desmenuzada (esto le va a dar el sabor a mar).
3. Coloca la sandía en un recipiente y cubre con la salsa.
4. Tapa con papel film y deja en la nevera, por lo menos, toda la noche.
5. Al día siguiente, escurre, precalienta la freidora de aire 5 minutos a 180 °C.
6. Introduce la sandía en la cesta y cocina unos 10 minutos a 160 °C.
7. Dales la vuelta y programa otros 10 minutos a la misma temperatura.
8. Si todavía no está blanda, programa otros 5 o 10 minutos más. Tiene que quedar bastante blanda.
9. Hasta el tiempo de servir, vuelve a sumergir la sandía, una vez fría, en lo que te haya sobrado de marinado.
10. Espolvorea cada pieza con semillas de sésamo.
11. Corta en rodajas finitas o en tacos y cómetelo solo, en un poke bowl o en sushi.

TOMATES CHERRY ASADOS

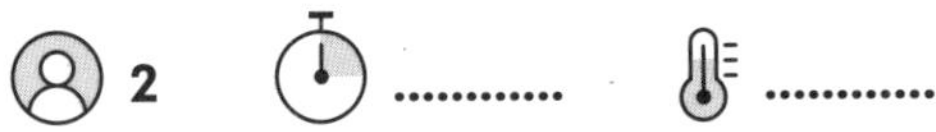

Digan lo que digan los puestos del mercado…, ¡el tomate es de verano! Me niego a consumirlo en otra estación (salvo los cherry, que están ricos siempre). Te dejo esta receta, que es superversátil. La puedes hacer como base de una ensalada templada, como relleno de un bocadillo a la italiana si añades una burrata y pesto, o agregar a cualquier receta con pasta. El resultado en cualquier caso va a ser de diez. Vas a querer repetir porque es una receta muy rápida y sabrosa.

INGREDIENTES

200 g de tomates cherry
2 o 3 ajos pelados
un chorrito de AOVE
sal y pimienta al gusto

1. Precalienta la freidora de aire 5 minutos a 200 °C.
2. En un recipiente de cristal combina los tomates y los ajos.
3. Riega con un chorrito de aceite y salpimienta al gusto.
4. Cocina 10 minutos a 160 °C.

TRUCO

Si eres amante del queso, pon entre los tomates un bloque de queso feta. Cocina de la misma forma, quizá necesites 4 o 5 minutos más, remueve cuando lo saques y vas a conseguir una crema perfecta para dipear. Ponla como aperitivo en el centro de la mesa y a triunfar.

RETRUCO

Si esta misma crema la introduces en una tortilla de patata, te queda una tortilla rellena de feta y tomates asados con la que vas a impresionar a más de uno.

CROQUETITAS DE COLIFLOR

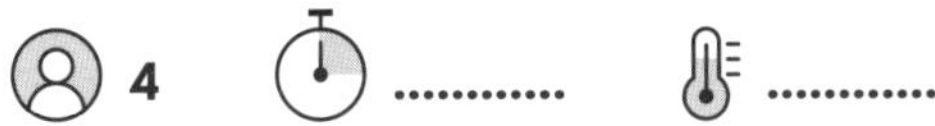

Cuando llega el frío, llegan también las crucíferas. Amadas por muchos... y odiadas por otros. ¿No te gusta la coliflor? No te escondas, a mí tampoco me apasiona, pero podría comerme medio millón de estas croquetitas. ¡Dales una oportunidad y prepáralas en casa, les van a encantar!

INGREDIENTES

1 coliflor
harina para rebozar
1 huevo
pan rallado o panko para rebozar
2 cucharaditas de pimentón
sal al gusto
un chorrito de zumo de limón (también puede ser leche o vinagre)
AOVE en espray

1. Separa con paciencia los arbolitos de una coliflor cruda. Cuanto más pequeños los hagas, más pequeñas serán las croquetitas.
2. Pon agua a hervir con sal y añade un buen chorrito de limón, leche o vinagre para que no huela toda la casa. Cuando entre en ebullición, introduce los arbolitos y deja unos 20 minutos, hasta que estén bien cocidos. Escurre y deja enfriar.
3. En un plato mezcla pan rallado o panko con un par de cucharadas de pimentón. A mí me gusta más con panko porque queda más crujiente.
4. Pasa cada croquetita por harina, huevo y pan rallado o panko.
5. Precalienta la máquina 5 minutos a 200 °C.

6. Coloca los arbolitos rebozados en la cesta, añade un poco de aceite en espray y programa 10 minutos a 185 °C. A los 7 minutos, dales la vuelta. ¡Vas a ver lo que crujen!

¿Sabías que...?

Las crucíferas se llaman así porque sus flores tienen cuatro pétalos con forma de cruz. Hay más de tres mil especies entre las que destacan la coliflor, el brócoli, la col, el repollo, el romanesco, la lombarda, la berza, el kale, las coles de Bruselas, el pak choi y los rábanos. Son verduras de invierno, ya que el frío las ayuda a tener las hojas bien tersas. Los romanos ya las utilizaban como remedio medicinal, nuestros antepasados empleaban sus hojas para alimentar al ganado y en los últimos años se ha demostrado que, mejor que dárselas a los animales, nos las comemos nosotros porque son supersaludables. Ricas en potasio, fósforo, calcio, magnesio, hierro, vitaminas C, E y K, son antioxidantes y ayudan a fortalecer el sistema inmune y a eliminar toxinas. ¿Huelen un poco mal al cocinarlas? Añade un chorrito de leche en el agua de la cocción para evitarlo, así que ya no hay excusa: ¡a comer crucíferas!

BIZCOCHO DE CALABAZA

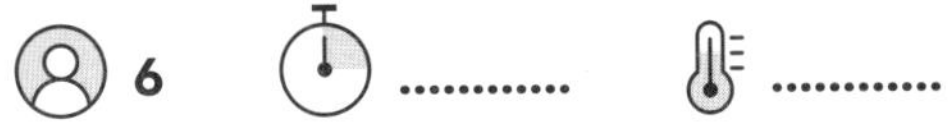

Me encanta el otoño, la temporada por excelencia de la calabaza. Es de los alimentos más versátiles que podemos encontrar en cocina. Me atrevo a decir que queda bien en prácticamente todo: cremas, arroz, pasta, ensaladas, tortilla, rebozados… y ¡postres! Al ser tan dulzona y cremosa es el ingrediente perfecto.

INGREDIENTES

300 g calabaza asada
3 huevos
90 g harina de avena
1 cucharadita de levadura
2 cucharadas de azúcar
1 cucharadita de canela
1 cucharadita de esencia de vainilla
una pizca de sal

1. Asa la calabaza. Para ello, pártela por la mitad, introduce en la freidora de aire (previamente precalentada 5 minutos a 200 °C) con un poco de aceite por encima y cocina unos 40 minutos a 180 °C (hasta que al pinchar la notes blanda).
2. Cuando enfríe un poco, quítale la piel y pesa 300 gramos.
3. Bate los tres huevos con el azúcar (yo no pongo más porque la calabaza es dulce, pero puedes añadir las cucharadas que quieras).
4. Incorpora la canela, la vainilla y la sal.
5. Echa la calabaza, la harina de avena (puedes usar de trigo también) y bate todo con la batidora hasta que no haya grumos.
6. Pon la masa en un molde de silicona, metal o cristal refractario apto para la freidora de aire. Te recomiendo que el molde no sea muy alto para que no se queme la superficie del bizcocho con la resistencia. Si ves que se te empieza a quemar, puedes

poner papel de aluminio en la parte superior, asegurándote de que lo sujetas bien, porque si vuela se quemará con la resistencia y puedes provocar un incendio.

7. Precalienta la freidora de aire 5 minutos a 170 °C.
8. Mete el recipiente con el bizcocho y cocina 40 minutos a 160 °C. Si ves que necesita algo más de tiempo, añádelo al terminar. Revisa de vez en cuando para evitar que se queme.
9. Es un pastel húmedo, te recomiendo que lo guardes en la nevera para que no se estropee.

FROSTY HEALTHY

La verdad es que el bizcocho está tan rico que no necesita nada más, pero si quieres decorarlo, sin añadir muchas calorías extra, te dejo la receta del *frosty healthy* (escarchado saludable, para que nos entendamos todos).

INGREDIENTES

- 2 o 3 cucharadas de queso crema *light*
- un chorrito de esencia de vainilla
- edulcorante o azúcar (opcional)

1. Mezcla 2 o 3 cucharadas de queso crema con un chorrito de esencia de vainilla, y listo.
2. Yo no le añado ningún endulzante, pero puedes añadir azúcar o tu endulzante favorito, al gusto.

DÓNUTS DE CARROTCAKE

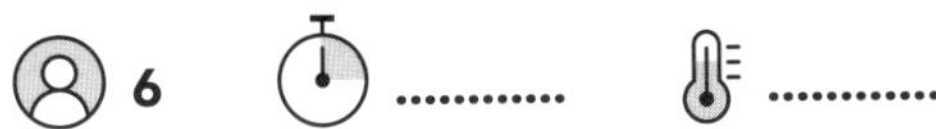

De mayo a enero hay zanahorias, así que… podemos decir que está todo el año de temporada. ¿Además de puré? ¿Te atreves a hacer unos dónuts con ellas? Rápidos, ricos, saciantes y saludables.

INGREDIENTES

2 zanahorias ralladas
2 huevos
120 g de yogur griego natural
40 g de harina
200 g de queso crema
1 cucharadita de esencia de vainilla
1 cucharadita de levadura en polvo
azúcar o edulcorante al gusto

1. Ralla las zanahorias y mézclalas con los huevos, el yogur griego natural, la harina (puedes usar de avena también), la esencia de vainilla, la levadura en polvo y azúcar o edulcorante al gusto (te recomiendo un par de cucharadas).
2. Bate con la batidora hasta que todo esté integrado.
3. Precalienta la máquina 5 minutos a 180 °C.
4. Introduce el molde de silicona y rellena con la masa. Si lo haces fuera, al ser un recipiente muy blando, se te va a derramar todo el relleno.
5. Programa 15 minutos a 165 °C.
6. Pincha con un cuchillo, si todavía sale manchado, desmolda con cuidado las rosquillas y dales la vuelta en el molde. Programa otros 5 minutos a 165 °C. Ya los tienes.

¿Sabías que...?

Las zanahorias no siempre fueron naranjas. De hecho, las originales, que empezaron a cultivarse hace nada más y nada menos que tres mil años en la zona de Afganistán, eran moradas. También las había rojizas y amarillas, incluso casi negras, pero en ningún caso naranjas. El tubérculo llegó a Europa y en el siglo XVI su mayor productor era Países Bajos. Sus agricultores, buscando variedades más dulces, empezaron a cruzarlas hasta que dieron con unas zanahorias muy ricas en betacarotenos.

Nacieron así las zanahorias naranjas, justo cuando el monarca holandés, Guillermo de Orange, lideraba la guerra de la independencia contra España. ¡Qué bien traído el símbolo naranja en ese momento! Así que todos los holandeses empezaron a consumir zanahorias *orange* como si no hubiera un mañana. Así, poco a poco, este tubérculo empezó a popularizarse por toda Europa, destronando a las variedades de otros colores, que terminaron por desaparecer.

En la actualidad, gracias a la agricultura orgánica y a pequeños agricultores que están recuperando variedades antiguas, podemos encontrar colores distintos al naranja.

COLES DE BRUSELAS CRUJIENTES

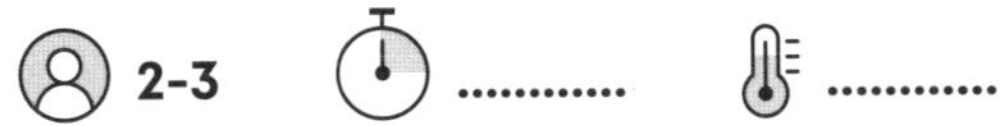

Tienen mala fama y es verdad que es una verdura muy poco agradecida. A mí, con lo que me cuesta comer verdura en general, si me plantas un plato de coles de Bruselas, lo mismo me voy de tu casa. Pero con esta versión crujiente hecha en la airfryer, me las como sin darme cuenta, parecen patatitas fritas. Dales una oportunidad como he hecho yo y prueba esta receta.

INGREDIENTES

400 g de coles de Bruselas
1 cucharadita de ajo en polvo
1 cucharadita de pimentón
1 cucharadita de orégano
1 cucharadita de tomillo
½ cucharadita de cayena en polvo
sal y pimienta al gusto
AOVE al gusto

1. Lava las coles y cocínalas al vapor unos 7 minutos.
2. En un bol pon las especias al gusto. Te dejo las medidas que suelo emplear. Mezcla con aceite y unta las coles.
3. Precalienta la freidora de aire 5 minutos a 200 °C.
4. Introduce las verduras y cocina 10 o 15 minutos a 190 °C hasta que queden crujientes.

VERSIÓN 2.0 *SMASHED*

¿Te acuerdas de las *smashed potatoes*? Pues puedes hacer lo mismo con las coles. Una vez cocinadas al vapor, aplasta una a una con la ayuda de un vaso. Ponles las especias y el aceite, y cocina de la misma manera, 10 o 15 minutos a 190 °C. ¡Espectaculares!

EMPANADA DE ESPÁRRAGOS CON PAPEL DE ARROZ

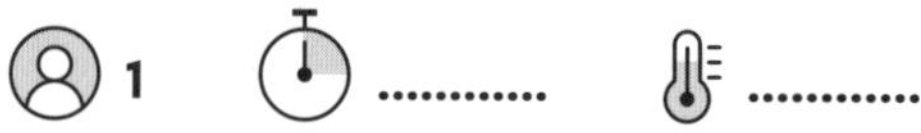

Dice el refrán que los espárragos en abril para mí, los de mayo para mi amo y los de junio para mi burro. Así que desde el 1 de abril hasta el 31 de mayo hay que comerlos sin parar. Son diuréticos, bajos en calorías, ricos en fibra, repletos de vitaminas y minerales, antioxidantes y además están riquísimos. ¿Tienes poco tiempo y te estás cuidando? Prepara esta empanada con papel de arroz, que encima ¡no tiene gluten!

INGREDIENTES

1 huevo
4 planchas de papel de arroz
1 cuña de queso brie
6 espárragos
3 tomates cherry
1 puñado de queso parmesano rallado
sal y pimienta al gusto
un chorrito de AOVE

1. Bate el huevo y añádele sal y pimienta al gusto.
2. Sumerge cada plancha de papel de arroz en el huevo, asegurándote de que queda bien impregnada.
3. Coloca una hoja encima de otra sobre papel vegetal.
4. Corta unas porciones finas de queso brie y colócalas sobre las planchas, dejando dos dedos vacíos por cada lado, que luego tendrás que plegar hacia dentro.
5. Pon los espárragos sobre el queso (a los que habrás cortado el culo).
6. Corta los tomates y ponlos por encima.

7. Cubre con queso parmesano rallado y un chorrito de aceite de oliva.
8. Pliega los extremos de la plancha para formar los bordes hasta cubrir ligeramente los espárragos.
9. Precalienta la freidora de aire 5 minutos a 180 °C.
10. Coloca la empanada en la cesta y programa 15 minutos a 170 °C. Ya tienes la empanada.

TRUCO

Para cortar el culo de los espárragos no hace falta que utilices un cuchillo, no todos los espárragos necesitan cortarse a la misma altura. Sujétalos con las dos manos por los dos extremos y dobla con suavidad. El punto en el que se partan marca la parte que vale para la receta y la que queda como «culo», que es la más fibrosa. Ojo, no tires los culos, úsalos para hacer puré o crema.

¿Cómo saber que un manojo de espárragos está fresco? Fíjate en las puntas, que estén de color morado, turgentes y firmes. Si las ves con un color apagado y despeluchadas, es que llevan muchos días dando vueltas en el mercado. Otro truco es rozar unos con otros, si suenan es que están superfrescos.

¡A CELEBRAR!

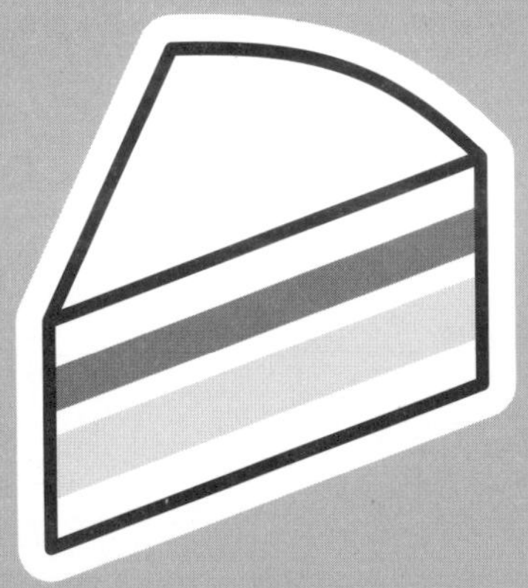

CRUASANES RELLENOS

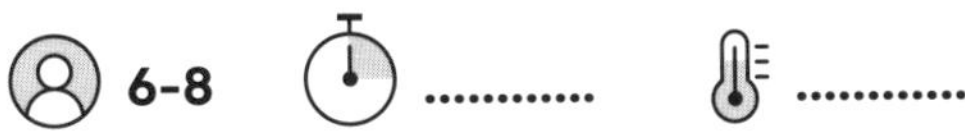

Si tuviera que elegir entre saladitos o minicruasanes, creo que no podría tomar una decisión en firme. Lo que está claro es que son tan rápidos y fáciles que hace mucho que ya no los compro. Cuando invito a gente a casa, los preparo y siempre triunfan.

INGREDIENTES

1 plancha de hojaldre	azúcar al gusto	1 huevo batido

Puedes hacer cruasanes con una plancha rectangular o una redonda. En el primer caso, extiende la masa y haz cortes de arriba abajo formando triángulos isósceles. En el segundo, divide el círculo en cuatro, después los cuartos en octavos y así tendrás ocho triángulos isósceles. Espolvorea la plancha con azúcar.

CRUASANES DULCES

1. Corta el hojaldre en triángulos isósceles.
2. Extiende sobre el hojaldre crema de chocolate, mermelada, crema de cacahuete, o lo que más te apetezca.
3. Enrolla desde la base hasta la punta. Coloca los cuernos con estilo y lo tienes. Se me ocurre también que los puedes rellenar de queso crema y mermelada para hacer bollitos con sabor a tarta de queso.

CRUASANES SALADOS

Para la versión salada, de nuevo corta las piezas y en la parte ancha dispón el relleno.

Hay tantas opciones como se te ocurra. Te dejo unas cuantas:

- Salmón con queso crema.
- Jamón y queso.
- Tomate, orégano, beicon y queso.
- Beicon y dátiles.
- Atún y tomate.
- Queso azul.
- Mermelada de tomate y queso.

1. Corta el hojaldre en triángulos isósceles.
2. Coloca el relleno en la base del hojaldre.
3. Enrolla de la base hasta la punta, con cuidado de que no se salga el relleno, y pinta con huevo batido.
4. Precalienta la freidora de aire 5 minutos 200 °C.
5. Coloca los cruasanes y cocina 9 minutos a 195 °C.

EMPANADILLAS DULCES

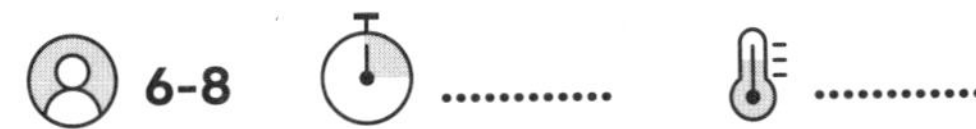

¿Y si hacemos las empanadillas dulces? Me parece una manera estupenda de preparar un postre cuando no tienes tiempo. Te dejo tres ideas, pero puedes rellenarlas con lo que se te ocurra.

Pongas el relleno que pongas, cocina siempre de la misma manera:

1. Precalienta la freidora de aire 5 minutos a 200 °C y después cocina 8 minutos a 190 °C. Si ves que les falta un poco por la cara de abajo, dales la vuelta un par de minutos más.
2. Espolvorea con azúcar glas al sacarlas para que queden como de pastelería.

CHEESECAKE

INGREDIENTES

1 paquete de obleas de empanadillas
200 g de queso crema
200 g de mermelada de fresa
2 galletas tipo Digestive

1. Mezcla la misma cantidad de queso crema que de mermelada de fresa y pica una o dos galletas para darle la textura *crunchy*.
2. Rellena las empanadillas, cierra y pinta con huevo batido.

CHOCOLATE

Puedes poner una onza de chocolate en cada oblea o una buena cucharada de crema de cacao (tipo Nutella). Añade trocitos de frutos secos para una experiencia completa.

CREMA PASTELERA

Es la crema básica de pastelería, tan fácil de hacer que, si no la has hecho nunca, no te lo vas a creer. Te dejo el paso a paso para que, cuando esté bien fría, rellenes tus empanadillas.

INGREDIENTES
(si quieres más cantidad, multiplica por 2)

250 ml de leche fría
2 yemas de huevo
20 g de maicena
30 g de azúcar (más si la quieres más dulce)
1 vaina de vainilla (o 1 cucharadita de esencia de vainilla)

1. Pon la leche a calentar a fuego medio/bajo junto con la vaina de vainilla, vigila que no llegue a hervir.
2. En un bol mezcla las yemas de huevo con el azúcar.
3. Disuelve la maicena con un chorrito de leche fría y añádela a la mezcla de yemas y azúcar.
4. Retira la leche del fuego y añádela a chorrito sobre la mezcla anterior, sin dejar de remover.
5. Cuando esté bien integrado, devuélvelo todo a la sopera y pon a fuego medio, sin dejar de remover, hasta que espese (como cuando haces croquetas).
6. Una vez lista, pásala a un bol y tapa con papel film, asegúrate de que toca la crema, para que no le salgan costras al enfriarse. Mete a la nevera unas horas, y lista.

TARTA DE QUESO DE LA VIÑA

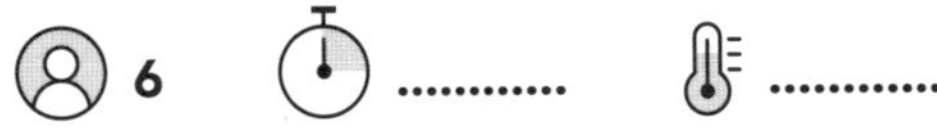

La tarta de queso más famosa, no sé si del mundo, pero sí de España, nació en La Viña, un bar del casco viejo de San Sebastián. ¿Cuántos millones de réplicas habremos visto en internet? Incontables. Pero... ¿en la airfryer? Me gusta esta receta por su sencillez. Son poquísimos ingredientes que todos tenemos en casa. Solo hay que mezclar y meter en la freidora de aire, así que no hay excusas para preparar un postre así de rico de vez en cuando.

INGREDIENTES

500 g de queso crema
250 ml de nata de montar
4 huevos grandes pequeños o 3 grandes
150 g de azúcar
30 g de maicena
1 bote de mermelada de fresa o frutos rojos
arándanos o frambuesas para decorar (opcional)

1. Mezcla los huevos con el azúcar hasta que esté bien homogéneo.
2. Añade el queso crema, la nata e integra bien.
3. Incorpora la harina, continúa batiendo y, cuando tengas una masa sin grumos, llévala al molde. El mío es de 23 centímetros, te recomiendo que sea un molde más ancho que alto para que no se queme la tarta con la resistencia. Si tienes moldes más pequeños, divide la masa en dos o haz la mitad de la cantidad que te indico.
4. Precalienta la airfryer 3 minutos a 180 °C.
5. Coloca la tarta en la cesta y programa 40 minutos a 160 °C.

6. Este tiempo es para que quede jugosita pero compacta. Si la quieres menos hecha, ponla unos minutos menos. Al principio, cuando la saques, la vas a ver muy bailonga, pero en cuanto se enfríe se asentará y podrás cortar porciones.
7. Una vez fría, cubre con mermelada de fresa o frutos rojos. También puedes decorar con arándanos, fresas o frambuesas.

TRUCO

Si cuando estás haciendo una receta con harina (por ejemplo, una masa), necesitas medir una cucharada, haz una huella en la harina con la cuchara y, la marca que te queda, rellénala con el líquido, por ejemplo, aceite. Y así sabes que has echado una cucharada exacta sin que se pierda contenido por el camino.

PAN NAAN

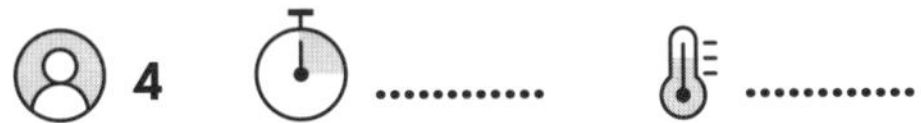

Naan en persa significa «pan», así que es un pan típico de la India, Sri Lanka, Pakistán y el sudoeste asiático. Es un pan de yogur plano que puedes preparar fácilmente en casa. La receta tradicional se hace en la sartén, pero... ¿y si lo hacemos en la airfryer?

INGREDIENTES

180 ml de leche templada
9 g de levadura fresca
1 yogur natural
½ cucharada de sal
2 cucharadas de AOVE
75 g de harina de trigo
1 cucharada de mantequilla fundida
1 puñado de perejil fresco

1. Disuelve la levadura en la leche y mezcla todos los ingredientes. Amasa sobre una superficie enharinada hasta tener una bola compacta. Cubre con un trapo y deja fermentar 40 minutos o 1 hora, hasta que doble su tamaño.
2. Desgasifica la masa y corta en porciones, que vas a bolear y amasar con un rodillo hasta tener tortitas que quepan en la freidora de aire. Haz presión con los dedos para marcarlos en la tortita.
3. Precalienta la máquina 5 minutos a 180 °C.
4. Coloca las tortitas en la cesta y cocina 10 minutos a 160 °C. Da la vuelta, y si siguen algo blancas por el otro lado, programa unos minutos más.
5. Pinta con mantequilla fundida y esparce un poco de perejil fresco. Sirve con humus y con salsa de yogur.

VERSIÓN 2.0
RELLENAS DE QUESO

Sigue los mismos pasos, pero a la hora de hacer las bolitas, tras el fermentado, rellena de queso rallado, tipo mozzarella o emmental, y estira con el rodillo. Cocina los mismos minutos y temperatura. Ahora, al abrir, vas a encontrar un delicioso relleno de queso.

Ya sea con queso o sin queso, lo que está claro es que necesitas la receta de la salsa de yogur para mojar los panecillos y que la experiencia sea totalmente redonda.

INGREDIENTES

el zumo de ½ limón
2 yogures griegos
sal y pimienta al gusto
1 ajo
unas hojas de albahaca

1. Trocea unas hojas de albahaca y pica el ajo muy finito.
2. Mezcla con el yogur y el limón.
3. Añade sal y pimienta al gusto, y listo.

CANAPÉS: SALADITOS, MINIEMPANADAS, ROLLITOS Y ROLLITOS DE GUACAMOLE

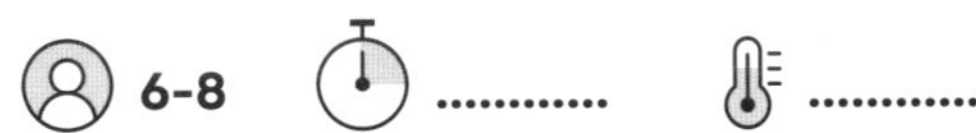

Si te toca preparar un cumpleaños, *baby shower*, tienes que llevar algo al trabajo para celebrar que has tenido un hijo o porque te casas (enhorabuena), o vienen invitados a casa, márcate las siguientes páginas porque con unas planchas de hojaldre y unos pocos ingredientes vas a triunfar, ahorrando mucho dinero en el camino.

INGREDIENTES

1 plancha de hojaldre
1 huevo
un puñado de semillas de sésamo

SALADITOS

Creo que es la receta más rentable de este libro porque ¿cuánto cuesta el kilo de saladitos en una pastelería? De cada plancha de hojaldre, por la que vas a pagar unos 2 euros en el supermercado, salen 32 saladitos. Nada más que añadir, señoría.

1. Corta el hojaldre en cuatro tiras largas. Cada tira la puedes utilizar para un relleno diferente.
2. Coloca los ingredientes por todo el rectángulo, con cuidado de no saturar demasiado, que luego tienes que cerrar.
3. Pinta con huevo batido uno de los laterales para que al enrollar el hojaldre para cerrarlo se quede

pegado. Aplasta un poquito para aplanarlo y corta los saladitos del tamaño que prefieras. Pueden llegar a salirte 8-9 piezas por tira.

4. Precalienta la máquina 5 minutos a 200 °C.
5. Pinta con huevo batido, espolvorea las semillas de sésamo y cocina 6 u 8 minutos a 190 °C.

ROLLITOS

Es otra manera de presentar el hojaldre y puedes utilizar cualquier relleno.

1. Corta la plancha de hojaldre rectangular en tres tiras cortas. Pon el relleno por toda la tira y enrolla por la parte más larga, como si fuera un caracol. Ahora haz cortes de un dedo de grosor para obtener los rollitos. Cada plancha de hojaldre da tres sabores diferentes.
2. Pinta con huevo batido.
3. Precalienta 5 minutos a 200 °C.
4. Introduce los rollitos y cocina 8 minutos a 190 °C. Listo.

MINIEMPANADAS

Para las miniempanadas vas a utilizar la plancha rectangular o redonda. A mí estas me gustan mucho con tomate, orégano, beicon y queso, pero puedes rellenarlas con lo que quieras. Te dejo más abajo unas cuantas ideas de rellenos.

1. Con la ayuda de un vaso, corta círculos aprovechando al máximo la masa. Vuelve a amasar las tiras que te sobran para hacer nuevos círculos. Rellena una de las piezas y cubre con otra, haciendo unas marcas con el tenedor para sellar, como si estuvieras preparando una empanadilla.
2. Pinta con huevo batido y espolvorea con semillas de sésamo.
3. Precalienta la máquina 5 minutos a 200 °C.
4. Introduce las empanadas en la cesta y cocina 6-7 minutos a 190 °C.

IDEAS DE RELLENO:

- atún
- atún con pimientos rojos
- jamón y queso
- beicon y queso
- salmón
- paté
- queso de tetilla y pulpo
- tomate, orégano y queso mozzarella
- salchichas
- espinacas y queso
- queso azul
- queso roquefort y pera
- anchoas
- chistorra
- sobrasada
- chocolate (no pueden faltar para el postre)

ROLLITOS RELLENOS DE GUACAMOLE

Las tortillitas de fajita son tan versátiles y se cocinan tan rápido que te permiten darles forma para preparar recetas distintas y originales, por ejemplo, estos rollitos.

1. Lo único que tienes que hacer es cortar la tortillita en dos y enrollar cada mitad, dejando un hueco de dos o tres dedos. Cuando llegues al final, pincha con un palillo de dientes de los de madera para que no se desenrolle.
2. Precalienta la freidora 5 minutos a 200 °C.
3. Cocina 6 minutos a 180 °C.
4. Deja enfriar y rellena con lo que quieras con ayuda de una manga pastelera. Te propongo que lo hagas con guacamole para hacer rollitos estilo nachos. Eso sí, acuérdate de quitar el palillo, que no queremos que acabe en ninguna tráquea.

BIZCOCHO DE CHOCOLATE DE MI ABUELA

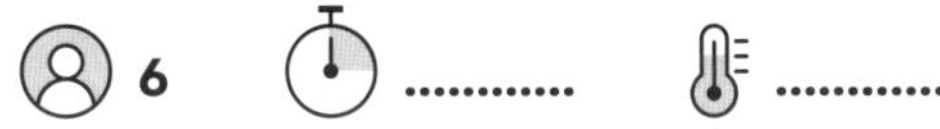

Esta receta me la hacían mi abuela y mis tías cuando era pequeña. La preparaban en el microondas, en un molde de plástico de los que tienen agujero en medio. Recuerdo cómo lo desmoldaban, le ponían el coco por encima, y yo no era capaz de esperar a que se enfriara un poco. He probado a hacerlo en airfryer, reduciendo bastante la cantidad de azúcar que ellas ponían, y me ha encantado.

INGREDIENTES

80 g de azúcar
125 g de mantequilla
1 tableta de chocolate 85 %
3 cucharadas de leche
3 huevos
80 g de harina
1 cucharadita de polvos para hornear
un puñado de nueces
coco rallado para decorar

1. Bate los huevos, añade la leche, la mantequilla derretida y el azúcar. Mezcla bien.
2. Funde la tableta de chocolate (en el microondas a golpes de 30 segundos), o aprovechando que vas a precalentar la airfryer, programa a 60 °C y cada 30 o 40 segundos abre y remueve, para evitar que se queme.
3. Mezcla el chocolate fundido con los elementos líquidos.
4. Tamiza poco a poco la harina y los polvos de hornear.
5. Remueve hasta tener una masa integrada.
6. Añade las nueces, picadas a trocitos.
7. Engrasa el molde con aceite o mantequilla, o pon papel vegetal.

8. Introduce el líquido en el molde (recuerda que no debe ser muy alto para que no se pegue con la resistencia de la airfryer y se queme la superficie sin cocinarse el interior).
9. Precalienta la freidora de aire 5 minutos a 170 °C.
10. Introduce el molde en la cesta y programa 15 minutos a 160 °C.
11. Si cuando pinchas con un palillo sale limpio, es que está.
12. Desmolda con cuidado y espolvorea con coco rallado. Si no te gusta el coco, puedes hacerlo con azúcar glas.

TRUCO DE COCINA

¿Quieres quitar la etiqueta o una pegatina en un bote de cristal sin que quede pegamento? Añade abundante agua en una olla, un par de cucharadas de bicarbonato y pon el bote a hervir unos minutos. Vas a ver como la pegatina se despega sola y a poco que le des con el estropajo desaparece el pegamento.

TARTA DE MACARRONES CON QUESO

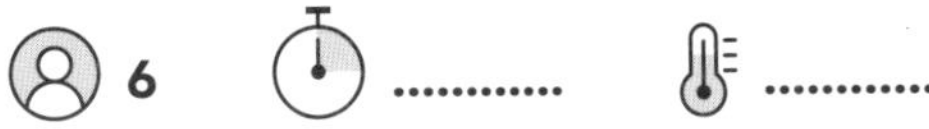

Una tarta diferente y original, perfecta si sois más de salado que de dulce. Además, te sirve de plato principal y postre… ¡Todo ventajas!

INGREDIENTES

1 paquete de macarrones de los gordos (se llaman rigatoni o paccheri, estos últimos más grandes aún)
2 o 3 bolas de mozzarella fresca
1 bote de tomate frito
1 paquete de queso rallado para gratinar
1 cucharadita de orégano
sal para la cocción de los macarrones

1. Cuece los macarrones en agua con sal, un par de minutos menos de los que marca el fabricante en la bolsa.
2. Lava con agua y escurre bien.
3. Cubre el molde con papel vegetal para poder desmoldar bien.
4. Pon una primera capa generosa de tomate en la base, espolvorea un poco de orégano y queso rallado.
5. Coloca con paciencia los macarrones en vertical de modo que todo el molde quede cubierto.
6. Corta tiras de mozzarella lo suficientemente finas como para que quepan en el interior de los macarrones.
7. Introduce una tira de queso en cada macarrón.
8. Cubre todo con tomate.
9. Añade más orégano y queso rallado en la superficie.
10. Precalienta la airfryer 5 minutos a 200 °C.

11. Introduce el molde y programa 10 minutos a 180 °C.

12. Desmolda, sopla las velas y corta porciones como si fuera una tarta.

TRUCO DE COCINA

Para eliminar los malos olores del microondas solo tienes que poner el zumo de dos limones en un vaso, rellenar con agua y programar 3 minutos a máxima potencia. Cuando termine, no abras la puerta, déjalo cinco minutos más. ¡Ya no huele a nada! Aprovecha para pasarle un trapo, si había suciedad, se va a desprender sola con el vapor que se ha generado.

EMPANADILLAS

6 ....

En una fiesta las empanadillas siempre triunfan. Las clásicas son las de atún, pero… ¿y si las hacemos más originales?

EMPANADILLAS BARBACOA

INGREDIENTES

1 paquete de obleas para empanadillas
250 g de carne picada (ternera o mixta)
salsa barbacoa al gusto
100 g de tiras de beicon
1 pimiento verde
½ cebolla
1 lata pequeña de maíz dulce
AOVE al gusto
1 huevo para pincelar
sal y pimienta al gusto

1. Trocea la cebolla y el pimiento en tiras finas.
2. Precalienta la freidora de aire 5 minutos a 170 °C.
3. Coloca la cebolla con un poco de aceite en un molde de vidrio refractario o silicona y programa 15 minutos a 165 °C, removiendo a la mitad.
4. Añade el beicon y la carne picada, y programa 10 minutos a 180 °C. Remueve a la mitad del tiempo.
5. Mezcla con la salsa barbacoa y el maíz, programa otros 5 minutos a 180 °C. Deja enfriar antes de montar las empanadillas.
6. Cuando el relleno se haya enfriado, rellena las empanadillas. Pon una cucharada de relleno en el centro de la oblea, dobla por la mitad y sella con ayuda de un tenedor.

7. Precalienta la freidora de aire 5 minutos a 200 °C.
8. Pinta con huevo las empanadillas.
9. Cocina 8 minutos a 190 °C. Si al salir están muy blanquitas por debajo, dales la vuelta y programa 2 minutos más.

EMPANADILLAS DE JAMÓN Y QUESO

Probablemente la receta más fácil que puedes hacer con empanadillas. Pero no subestimemos, que todo lo que lleva jamón y queso está rico y gusta a todo el mundo.

INGREDIENTES

1 paquete de obleas para empanadillas
250 g de jamón de York o pavo en taquitos
200 g de queso emmental
1 huevo para pincelar

Puedes pedir a tu charcutero que te corte el jamón bastante grueso para poder hacer taquitos. También puedes pedirle los culos para hacer tú los daditos, o comprar una barra de jamón o pavo de las que venden en el supermercado y cortarlo tú a tu gusto. Prepara también unos cubos pequeños de queso emmental. Sigue ahora estos pasos:

1. Rellena las empanadillas con estos dos ingredientes y cierra con ayuda de un tenedor. Pinta con huevo batido.
2. Precalienta la máquina 5 minutos a 200 °C.
3. Introduce las empanadillas en la cesta y cocina 8 minutos a 190 °C. Si al salir están muy blanquitas por debajo, dales la vuelta y pon 2 minutos más.

EMPANADILLAS CON SABOR A PIZZA

Con orégano, tomate y queso cualquier preparación que hagas sabrá a pizza, así que vamos con la versión pizzanadilla.

INGREDIENTES

- 1 paquete de obleas de empanadilla
- 1 bote de tomate frito
- 1 paquete de queso mozzarella rallado
- unas tiras de beicon
- pepperoni al gusto
- champiñones al gusto
- 1 huevo para pincelar

1. Extiende las obleas y cubre con una cucharadita de tomate frito con un poco de orégano y mozzarella. Ya tienes la base.
2. Ahora, a cada una le puedes poner los ingredientes que quieras: unas tiras de beicon, una loncha de pepperoni, unas láminas de champiñón, ¿te atreves con jamón de York y piña?
3. Cierra cada pieza con ayuda de un tenedor y pinta con huevo batido.
4. Precalienta la máquina 5 minutos a 200 °C.
5. Introduce las empanadillas en la cesta y cocina 8 minutos a 190 °C. Si al salir están muy blanquitas por debajo, dales la vuelta y pon 2 minutos más.

TARTA GUINNESS

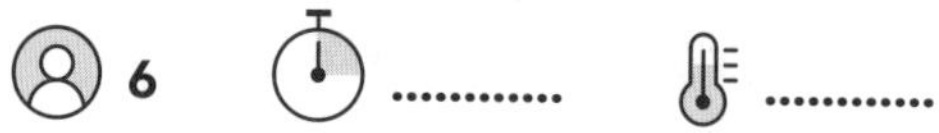

A pesar de ser una receta un poco más elaborada y con más ingredientes, sale tan rica que recomiendo que la pruebes. Confía en el proceso, no sabe a cerveza. Eso sí, te recomiendo que, si la van a comer niños o embarazadas, no la hagas, porque aunque toda la vida nos han dicho que el alcohol se evapora, no es cierto al cien por cien, algo siempre queda. No te escudes en el «a nosotros no nos pasó nada». Que antes no se sabía y ahora sí.

INGREDIENTES

200 ml de cerveza negra
250 g de mantequilla
100 g de azúcar blanco
200 g de azúcar moreno
75 g de cacao en polvo desgrasado
250 g de harina
2 ½ cucharaditas de bicarbonato
3 huevos medianos
140 g de nata para montar
un chorrito de esencia de vainilla

Para la espuma

300 ml de nata montada
300 g de queso crema
150 g de azúcar glas
esencia de vainilla al gusto (opcional)

1. Pon la cerveza en un cazo a fuego medio/bajo y añade la mantequilla para que se derrita. Retira del fuego.
2. En un bol bate los huevos y mezcla con la nata y la esencia de vainilla.
3. Añade la cerveza con la mantequilla.
4. En otro bol mezcla los ingredientes secos: el azúcar blanco y moreno, la harina, el bicarbonato y el cacao tamizados.

5. Añade poco a poco los ingredientes secos a los húmedos y mezcla hasta tener una masa homogénea.
6. Coloca la mezcla en el molde. El mío es de 23 centímetros. Recuerda que debe ser más ancho que alto para que no se queme. Puedes adaptar las cantidades si necesitas hacerlo en un molde más pequeño, o hacer dos tartas pequeñas.
7. Precalienta la freidora de aire 5 minutos a 170 °C.
8. Pon el molde en la cesta y programa 50 minutos a 160 °C.
9. Revisa de vez en cuando, si ves que la superficie se está empezando a quemar y por dentro todavía no está hecha, cubre con papel de aluminio. Ojo, sujétalo bien para que no vuele a la resistencia, que se puede quemar y ocurrir una desgracia.
10. Cuando al pinchar con un palillo salga limpio, la tienes.
11. Deja que enfríe.
12. Para hacer la espuma solo tienes que montar la nata y mezclarla con el azúcar y el queso crema. Puedes ponerle esencia de vainilla si quieres darle más sabor.
13. Una vez frío el bizcocho, coloca la espuma con gracia, como si fuera la espuma de la cerveza.
14. Con una pajita o palito puedes colocar la lata de cerveza vacía colgando sobre la tarta, cubrir con espuma el recorrido de la pajita y así parecerá que la lata está sirviendo la cerveza.

TRUCO

¿No tienes manga pastelera? Puedes utilizar una bolsa de congelados. Rellénala y lleva toda la pasta/masa hacia la esquina inferior (si tienes boquilla, pónsela primero para que te resulte más fácil manejarla). Haz un pequeño corte con la tijera en el plástico en la esquina donde está todo el alimento, y ya tienes una manga pastelera improvisada para poder preparar los churros.

MINICESTAS RELLENAS

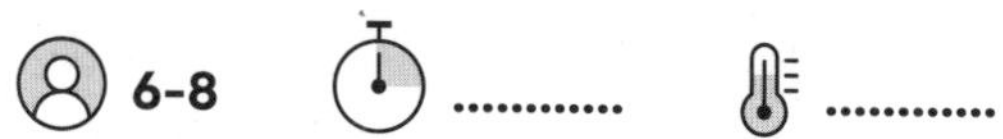

Es una manera sencillísima y rápida de preparar bases comestibles para canapés o elaboraciones que se puedan comer en varios bocados. Te dejo la técnica y luego alguna propuesta de relleno, aunque lo mejor es que les pongas lo que más te apetezca en el momento.

INGREDIENTES

1 paquete de obleas de empanadillas (grandes o pequeñas en función del tamaño de cesta que quieras). Suelen venir 16, haz las que necesites.

1. Precalienta la freidora de aire 5 minutos a 200 °C.
2. Coge unos moldes de flan o similar, que se puedan meter en la airfryer, dales la vuelta y coloca las obleas de empanadilla sobre la base, como si pusieras un mantel.
3. Pellizca las cuatro esquinas para dar forma al recipiente.
4. Introduce en la cesta y cocina 6 minutos a 180 °C. Deberían estar doradas, si no, pon unos minutos más.
5. Deja que enfríe un poco antes de desmoldar.
6. Repite el proceso hasta tener todas las que necesites.

RELLENO

Insisto, puedes ponerles lo que más te apetezca. Yo te propongo estos:

- Unas gulas al ajillo con gambas y un huevo de codorniz por encima.
- Surimi picado con huevo duro y mayonesa.
- Cóctel con gambas, surimi, tomate, aguacate, piña, brotes tiernos y salsa rosa.
- Ensaladilla rusa.
- Una ensalada César.

AROS DE CEBOLLA

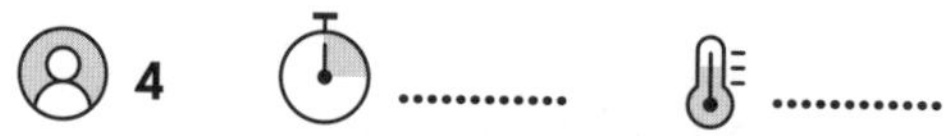

Atención, porque esta receta merece muchísimo la pena hacerla en la freidora de aire. Salen unos aritos superblandos por dentro y ultracrujientes por fuera, ¡y casi sin aceite!

INGREDIENTES

1 cebolla grande dulce
1 huevo
50 g de harina de trigo
50 g de pan rallado
½ cucharadita de sal
pimienta negra al gusto
AOVE en espray

1. Corta la cebolla en rodajas de aproximadamente 1 centímetro y separa los aros con cuidado de que no se rompan.
2. Prepara tres cuencos: uno con harina, sal y pimienta, otro con el huevo batido y otro con el pan rallado.
3. Pasa cada aro de cebolla por la harina, luego por el huevo y por último por el pan rallado. Si ves que queda poco cubierto, haz una segunda ronda.
4. Precalienta la airfryer 5 minutos a 180 °C.
5. Coloca los aros en la cesta de la airfryer, en una sola capa. Pulveriza con un poco de aceite.
6. Cocina 10 minutos a 160 °C.
7. Si todavía no están muy dorados, sube la temperatura a 190 °C y cocina 2 o 3 minutos más, hasta que estén dorados y crujientes.
8. Sirve inmediatamente con tu salsa favorita.

TRUCO

¿No puedes evitar llorar como una Magdalena cuando cortas cebolla? Hay varias cosas que puedes hacer para evitarlo. La primera, tener un cuchillo bien afilado. El proceso es complejo, pero básicamente lo que ocurre al cortar la cebolla es que se produce una reacción química que libera unas sustancias que irritan los ojos. Si el corte es limpio, las capas no se desgarran y se liberan menos gases irritantes. Otra forma de garantizar un corte perfecto es enfriar la cebolla, así que métela al congelador unos minutos antes de cortar. Si enciendes la campana extractora mientras cortas, absorberá los vapores y también evitarás el llanto. Eso sí, para mí el truco infalible es usar gafas de bucear, aunque, claro, es un poco aparatoso.

PAN DE PIZZA

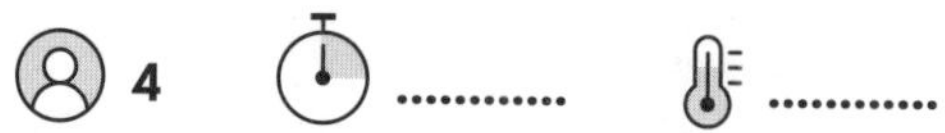

La verdad es que no me he roto la cabeza poniéndole nombre a esta receta, que consiste sencillamente en un bollito relleno con sabor a pizza. Puedes hacerlo en versión mini, con bollitos, o algo más grande si utilizas una hogaza de pan redonda. Asegúrate de que cabe en la cesta de la freidora de aire, si no, tendrás que hacerlo en el horno.

INGREDIENTES

1 bollito de pan por persona o una hogaza redonda
unas cucharadas de tomate frito
orégano al gusto
200 g de queso rallado
unas lonchas de beicon
queso emmental o cheddar al gusto
unas lonchas de pepperoni o salami

1. Coloca el bollito sobre la mesa y hazle unos cortes, sin llegar a la base. Primero divide en cuatro y luego esos cuatro en ocho.
2. Abre con cuidado cada rajita para hacer hueco. Introduce un poco de tomate frito y lonchas de beicon, pepperoni o salami entre las *páginas del libro*, también puedes poner unas tiras finas de queso emmental o cheddar (o el que quieras). Espolvorea orégano y cubre con queso rallado. Si prefieres la versión hogaza, haz lo mismo con más cantidad de ingredientes.
3. Precalienta la airfryer 5 minutos a 200 °C.
4. Introduce los bollitos y cocina 6 u 8 minutos a 180 °C hasta que el queso esté fundido, el beicon o el pepperoni hechos y el pan crujiente.

TRUCO DE QUESO

¿Has mirado alguna vez los ingredientes que tienen las bolsas de queso rallado? En muchos casos la lista es demasiado larga, lo que convierte un alimento que debería ser solamente queso (leche, cuajo, fermentos lácticos y sal) en un ultraprocesado lleno de ingredientes poco saludables. Mi consejo y el de mi quesero de cabecera: compra un buen queso, varios si quieres mezclar, y haz el queso rallado en casa. ¿Cómo lo conservas? Lo ideal es meterlo en una bolsa de las que tienen cierre hermético, sacando todo el aire a la hora de cerrar.

CROQUETAS DE PATATA

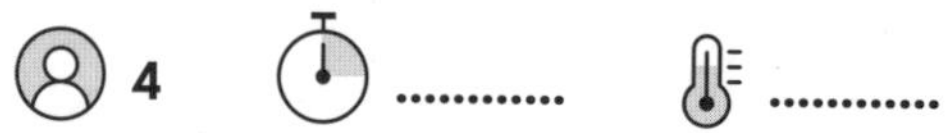

Crujientes por fuera, cremosísimas por dentro, una manera distinta de los millones que hay de cocinar el tubérculo más versátil del mundo. Pruébalas y ya verás como no puedes comer solamente una.

INGREDIENTES

400 g de patata cocida
15 g de maicena
15 g de queso parmesano rallado
15 g de AOVE
2 lonchas de beicon o jamón crujientes
sal y pimienta al gusto

1. Pela, trocea y cuece la patata en abundante agua con sal hasta que esté bien blandita.
2. Prepara el beicon o el jamón crujientes. Precalienta la freidora de aire 5 minutos a 200 °C. Introduce las lonchas en la cesta y programa 10 minutos a 180 °C, dando la vuelta a la mitad. Tienen que quedar muy crujientes.
3. En un bol machaca la patata escurrida. Añade la maicena, el queso parmesano, el aceite y el beicon o jamón troceados.
4. Echa sal y pimienta al gusto.
5. Amasa hasta tener una masa manejable. Echa un poco más de harina si se te pega mucho a los dedos.
6. Haz bolitas y colócalas sobre papel vegetal en la cesta.
7. Programa 15 minutos a 180 °C, dando la vuelta a los 10 minutos.

   Es probable que se te aplasten un poco, no pasa nada, están igualmente deliciosas.

CONSEJO

Es uno de los accesorios de la airfryer que te recomiendo en el libro anterior, *Ya tengo mi airfryer, ¿y ahora qué?* Para hacer beicon o jamón crujiente, existe un molde de silicona, en realidad pensado para cocinar salchichas o chorizo, que te permite colocar varias lonchas en vertical. Así puedes hacer muchas más a la vez y quedan más crujientes, sin tener que darles la vuelta, porque les da el aire por toda la superficie. Lo mejor de todo es que la grasa se queda en la cesta; bueno, lo mejor no, que luego la tienes que limpiar, pero ya me entiendes.

PALITOS DE HOJALDRE

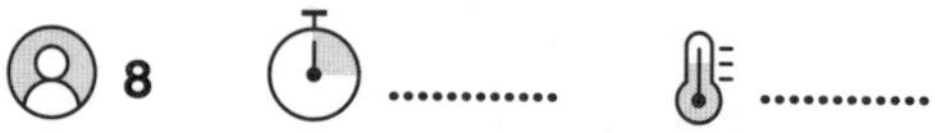

¿No tienes pan? Prepara estos palitos de hojaldre como aperitivo para tus invitados. Valen como snack, para dipear en salsas o como sustituto del pan durante la comida

INGREDIENTES

1 plancha rectangular de hojaldre
1 huevo

Para los *toppings* (opcional y lo que tú quieras)
5 o 10 tomates cherry
unos daditos de queso
1 bote de aceitunas
1 bote de salsa de trufa
unas láminas de cebolla morada
jamón serrano o embutido al gusto
1 lata de atún

1. Corta la plancha de hojaldre en cuatro. Luego haz tiras de unos dos dedos de grosor. Te tienen que salir muchos palitos.
2. Pincha cada palito varias veces con un tenedor.
3. Coloca los *toppings* a tu gusto. Puedes hacerlos todos igual o ir combinando.
4. Precalienta la freidora de aire 5 minutos a 200 °C.
5. Introduce los palitos (si no te caben todos, haz varias tandas) y programa entre 8 y 10 minutos a 170 °C. Cuando los veas dorados, los tienes.

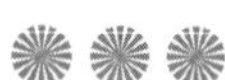

TRUCO

Una idea rápida para hacer bases de canapé o montaditos superrápidos es utilizar moldes de galletas, por ejemplo, de estrellas o arbolitos en Navidad. Corta la forma que más te guste en pan de molde y tuesta 3 o 5 minutos a 200 °C en la airfryer. Así tienes bases de estrellas, corazones, lo que quieras para untar queso, paté de aceitunas, etc.

Otra opción es cortar dos círculos de pan de molde y, en el centro de uno de los dos círculos, corta, por ejemplo, una estrella con el molde. Tuesta todos los panes y, a la hora de montar, la base circular rellénala con jamón y queso, tapa con la base del agujero, y vas a ver qué montadito tan bonito. Ah, y con la pieza de pan que has cortado prepara otro canapé. ¡Aquí no se tira nada!

CHIPS DE BRIE

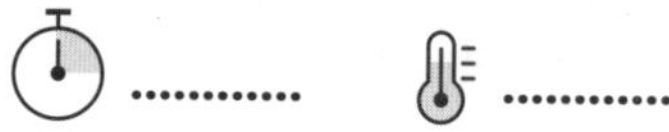

Te puedes marcar también unas chips de queso brie supercrujientes.

INGREDIENTES

1 cuña de queso brie o camembert	pimienta negra molida al gusto

1. Corta el queso en tiras finas.
2. Colócalas sobre papel vegetal y añade, si te gusta, un poco de pimienta negra molida.
3. Precalienta la freidora de aire 5 minutos a 200 °C.
4. Introduce el papel con el queso y programa 10 minutos a 200 °C. Luego abre, da la vuelta a las piezas y programa otros 3-5 minutos a 200 °C.
5. Deja enfriar y verás cómo endurecen y crujen al morder. Sirve con mermelada de frutos rojos y dipea sin parar.

TRUCO DE QUESO

¿Sabes cómo conservar los quesos blandos? Este tipo de quesos suelen venir en una caja de madera, envueltos con un papel. No deseches la caja; después de cortarlos, vuélvelos a introducir en ella. Si vas a cambiar el envoltorio, en vez de utilizar papel film, que puede hacer alterar el sabor, hazlo con papel encerado o vegetal. No lo aprietes demasiado, deja que el queso respire. Para cortar utiliza siempre un cuchillo limpio, si se contamina con otros alimentos o con bacterias de tu boca se pondrá malo antes.

FIESTAS DEL AÑO

GALLETAS DE MUERTE

6-8 ....

Si te gustan las galletas más que a Triki, tienes que probar a hacerlas en casa. Si además tienes niños, es un planazo para tenerles un rato entretenidos con algo que luego les va a encantar.

INGREDIENTES

100 g de mantequilla
100 g de azúcar moreno
250 g de harina
1 huevo
1 cucharada de esencia de vainilla
½ cucharadita de levadura
una pizca de sal

1. Mezcla la mantequilla a temperatura pomada con el azúcar, añade el huevo y la esencia de vainilla y remueve hasta tener una pasta uniforme.
2. Incorpora poco a poco la harina junto con la levadura y la sal.
3. Amasa, al principio con una cuchara y después con la mano. Forma una pelota, envuélvela con papel film y llévala a la nevera unos 20 o 30 minutos para que se endurezca un poco. Pasado este tiempo, extiéndela con ayuda de un rodillo para que te quede del grosor de un dedo. Corta las galletas con la forma que quieras. Puedes utilizar vasos, moldes de figuritas. También puedes hacer bolitas y aplastarlas un poco con la mano.
4. Precalienta la máquina 5 minutos a 190 °C.
5. Coloca las galletas en la cesta, puedes poner una silicona o un papel vegetal perforado para que no se peguen. Cocina 8 minutos a 180 °C. Tendrás que hacer varias tandas.

6. Sácalas con cuidado porque, mientras estén calientes, estarán blanditas y se pueden romper. Las puedes decorar con chocolate derretido o ponerles las decoraciones que quieras.

VERSIÓN 2.0

Añade pistachos troceados y pepitas de chocolate blanco o negro a la masa para un resultado brutal. En realidad puedes poner el fruto seco que más te guste, combina bien con todos.

GALLETAS DE HALLOWEEN

Con esta misma masa de galletas puedes hacer elaboraciones terroríficamente divertidas para Halloween, te dejo varias ideas:

1. **Dedos de bruja**: añade un poco de colorante verde a la masa y, cuando la saques de la nevera, en vez de estirar con el rodillo, vas a ir pellizcando para hacer churritos del grosor y longitud de un dedo. Con un cuchillo haz unos cortes en la zona del nudillo y el pliegue de la primera falange, y para la uña coloca una almendra partida por la mitad. Introduce en la freidora de aire 8 o 10 minutos a 180 °C. Deja enfriar sobre una rejilla y pon mermelada de fresa en la uña para darle un toque sangriento.
2. **Dentaduras de vampiro**: haz galletas redondas de unos cuatro dedos de diámetro. Cocina en la freidora de aire 8 minutos a 180 °C. Al salir, corta

por la mitad (será más fácil cuando están algo blandas) y deja enfriar. Funde chocolate blanco y añade un poco de colorante rojo liposoluble. Unta una capa en la base de las dos mitades (también puedes poner mermelada de fresa). Coloca *marshmallows* blancos alrededor de la semicircunferencia, pega la otra galleta arriba, y ya tienes la boca. Para los colmillos incrusta dos medias almendras entre las nubes blancas.

3. **Monstruitos**: con las mismas galletas redondas, en vez de cortarlas por la mitad, déjalas enteras y unta una buena capa de crema de chocolate en dos de ellas. De nuevo, pon *marshmallows* alrededor de la semicircunferencia (como si fueran los dientes), cierra con la otra galleta y coloca dos de las nubes en la parte superior, a modo de ojos. Hazle la pupila con un puntito de crema de cacao.
4. **Arañas**: haz bolitas con la masa de galleta y aplástalas un poquito, te tiene que quedar como un pequeño bollito. Cocina 8 minutos a 180 °C y deja enfriar. En el centro pega con un poco de chocolate fundido una bola de chocolate (tipo Malteser). Para los ojos usa dos conguitos negros y pégalos delante de la bola. Les puedes dar más realismo con un puntito de chocolate blanco derretido. También puedes ponerle dos ojos comestibles. Pinta las patas con tiras de chocolate negro fundido que vayan de la bolita hasta la base de la galleta, y ya tienes lista tu arañita.

CALABAZAS DE PIZZA

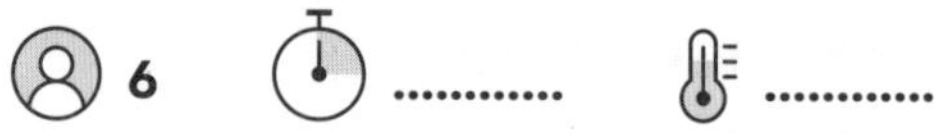

Te dejo esta idea si quieres preparar un entrante sencillo y vistoso para Halloween. A los niños les va a encantar, y a los adultos, también.

INGREDIENTES

1 base de masa de pizza (puedes hacer masa casera)
1 bote de tomate frito
150 g de mozzarella rallada
un puñado de orégano
unos taquitos de jamón/beicon/pavo
palitos de pretzel (medio por calabaza)

1. Extiende la masa y recorta círculos con ayuda de un molde o vaso. El tamaño de las calabazas dependerá del diámetro del molde.
2. Pon una cucharadita de tomate en el centro de cada círculo, un poco de orégano, un puñadito de mozzarella rallada y los *toppings* que te apetezca, ya sabes que soy muy del beicon. No rellenes mucho para que no se salga.
3. Cierra como si fuera un saquito, subiendo todos los bordes del círculo hacia arriba. Aplasta un poco, como si fuera una pelota.
4. Con el cordel da vueltas alrededor (en vertical) para dar forma a la calabaza. Primero pásalo, dividiendo la circunferencia en dos, en la siguiente vuelta (siempre pasando por el centro), gira para que se divida en cuatro, y da otras dos vueltas más. Aprieta ligeramente para que la cuerda apriete la masa y se queden marcadas las hendiduras.

5. Ata y corta. Repite el proceso con todas las calabazas.
6. La masa que sobre de recortar los círculos vuélvela a amasar y repite el proceso hasta que se termine.
7. Precalienta la airfryer 3 minutos a 200 °C.
8. Coloca las calabazas y programa 7 minutos a 190 °C.
9. Espera a que se enfríen un poco para cortar los cordeles.
10. Parte unos palitos de pretzel y clávalos en la parte superior de las calabazas, como si fueran el rabito (son esos snacks hechos de la misma masa de los pretzel secos, pero en forma de palito, con sal gorda).

¡Feliz Halloween!

VERSIÓN CHOCOLATE

INGREDIENTES

1 base de masa de pizza

1 tableta de chocolate (el que quieras)

Si prefieres preparar las calabazas dulces, o te ha sobrado masa y quieres hacer algo distinto, es tan sencillo como colocar una onza de chocolate en el centro del círculo y seguir los mismos pasos que con las de pizza. Yo las hago todas saladas y las tiras de masa que sobran las vuelvo a amasar y les pongo chocolate.

TORRIJAS DE VERMUT

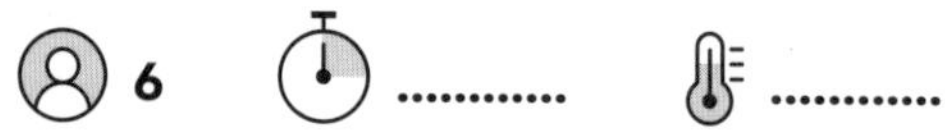

En Semana Santa las pastelerías se llenan de torrijas y cada vez son más las que se han subido al carro de los sabores. Te digo una cosa, para mí, como las tradicionales no hay nada, pero... ¡hay que adaptarse a los tiempos! Así que... ¿las hacemos de vermut y en la airfryer? Esta es una receta que aprendí grabando un reportaje con Antonio Resines en *Aquí la Tierra*. Me sorprendió muchísimo por lo original que es. Eso sí, te tiene que gustar el vermut.

INGREDIENTES

200 ml de vermut
la cáscara de 1 naranja
1 cucharada de azúcar
1 barra de pan para torrijas
1 bote de guindas rojas
1 huevo para pincelar
AOVE en espray
canela para espolvorear

1. En una sopera infusiona a fuego medio el vermut con la cáscara de naranja y la cucharada de azúcar. Puedes poner también una ramita de canela.
2. Deja que coja temperatura, sin llegar a ebullición, apaga el fuego, tapa con una tapadera y deja unos 10 minutos.
3. Espera a que enfríe para bañar el pan.
4. Corta el pan en rodajas de un dedo y sumérgelo en la infusión de vermut.
5. Coloca tres guindas sobre el pan y tapa con otro, como si fuera un bocata.
6. Pincela con huevo por las dos caras. Añade un flis de aceite en espray.

7. Precalienta la freidora de aire 5 minutos a 200 °C.
8. Coloca las torrijas en la cesta (sobre papel vegetal mejor para no manchar demasiado).
9. Cocina 5 minutos a 200 °C, dales la vuelta y programa otros 5 minutos a 200 °C.
10. Espolvorea con azúcar y canela.

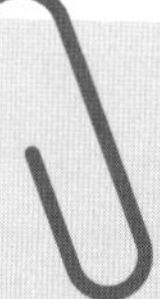

TRUCO PARA CARAMELIZAR

Para conseguir una costra caramelizada sobre tus torrijas tan solo tienes que, una vez hechas, espolvorear un poco de azúcar por encima y darle con un soplete de cocina. Si no tienes, puedes calentar en el fuego un cuchillo para marcar el azúcar. Y si esto último te parece un poco peligroso, o no tienes cocina de gas, puedes hacer un caramelo en la sartén, calentando azúcar hasta que se convierta en líquido y echarlo a las torrijas por encima.

TARTA BIGOTE PARA EL DÍA DEL PADRE

Ya no tienes excusa para no sorprender a papá en su día. Es la tarta más original que le van a hacer, ¡y en airfryer, por supuesto!

INGREDIENTES

2 planchas de hojaldre rectangulares	azúcar o endulzante al gusto
500 ml de nata para montar	azúcar glas para decorar

1. En primer lugar dibuja un bigote grande en un folio (que quepa en la cesta de la airfryer). Si, como yo, no sabes dibujar, busca en internet e imprime la plantilla.
2. Recorta con unas tijeras.
3. Con cuidado repasa con un cuchillo la plantilla sobre las planchas de hojaldre, haciendo tantos bigotes como te salgan. Cada bigote va a ser una capa del milhojas que vamos a crear.
4. Precalienta la freidora de aire 5 minutos a 200 °C.
5. Pincela las piezas con huevo y mételas en la cesta.
6. Pínchalas con un tenedor para que no crezcan mucho.
7. Cocina 6 u 8 minutos a 180 °C (hasta que las veas doradas).
8. Haz varias tandas hasta tener todas preparadas.
9. Deja que enfríen.
10. Monta la nata con azúcar al gusto y métela en una manga pastelera.
11. Haz capas de hojaldre y nata hasta terminar todas las planchas de bigote.

12. Decora la última con nata (blanca o mezclada con chocolate para papás sin canas).

TRUCO

¿Necesitas montar nata, pero no tienes varillas? Introduce la nata líquida en un bote, cierra y agita sin parar durante unos minutos. Vas a ver cómo por arte de magia, cuando abras el bote, la nata estará montada. Revisa de vez en cuando que no te pases, si no, se cortará y se hará mantequilla.

COCA DE SAN JUAN

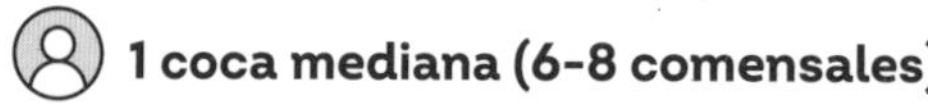

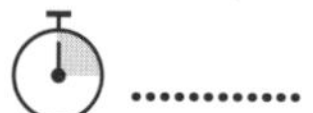

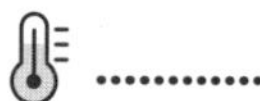

El 23 de junio hay que celebrar el inicio del verano con hogueras, bailes y, por supuesto, comiendo una deliciosa coca hecha con airfryer. Te va a gustar tanto que la vas a continuar preparando el resto del año.

INGREDIENTES

- 250 g de harina de fuerza
- 60 g de azúcar
- 1 huevo (para la masa) + 1 huevo para pincelar
- 100 ml de leche templada
- 40 g de mantequilla a temperatura ambiente
- 7 g de levadura fresca o 2,5 g de levadura seca de panadero
- la ralladura de 1 limón o ½ naranja
- 1 cucharada de anís dulce (opcional)
- una pizca de sal
- 20-25 g de piñones
- azúcar para espolvorear
- crema pastelera (receta en página 182)

1. Disuelve la levadura en la leche templada y deja unos minutos para que se active.
2. En un bol mezcla la harina, el azúcar, la ralladura de limón o naranja y la sal.
3. Añade el huevo, la leche con la levadura y, si quieres, el anís.
4. Amasa hasta que esté todo bien integrado. Puedes hacerlo a mano o utilizando el robot (esta segunda opción es más rápida pero menos gratificante).
5. Cuando empiece a estar bien integrada, incorpora poco a poco la mantequilla y continúa el amasado. Ahora se va a complicar un poco, pero si sigues amasando llegará un momento en el

que la masa no se te pegue a los dedos (unos 10 minutos a mano o 5 o 6 minutos con amasadora).

6. Cuando tengas una bola homogénea, déjala en un bol tapado con un trapo húmedo hasta que doble su volumen (aproximadamente 1 hora).
7. Da forma a la coca estirando la masa sobre papel de horno en forma ovalada o rectangular, de unos dos centímetros de grosor.
8. Vuelve a cubrir con el trapo y deja que repose otros 30 o 40 minutos.
9. Pincela con huevo batido.
10. Decora con la crema pastelera, que habrás introducido en una manga pastelera. Haz líneas diagonales, formando rombos por toda la superficie.
11. Añade unos piñones y espolvorea azúcar en montoncitos.
12. Precalienta la airfryer 3 minutos a 180 °C.
13. Mete la coca en la cesta y cocina 10 minutos a 160 °C. Si pasado ese tiempo la ves poco dorada, sube a 170 °C y cocina 3 o 4 minutos más.
14. Deja que temple sobre una rejilla antes de cortarla.

¡Disfruta del verano!

¿Sabías que...?

La forma redondeada de la coca era una representación del sol. Las frutas confitadas simbolizaban el color de las llamas de las hogueras y sus chispas. Desde luego, un postre delicioso con el que venerar la noche más corta del año.

TARTA DE SANTIAGO

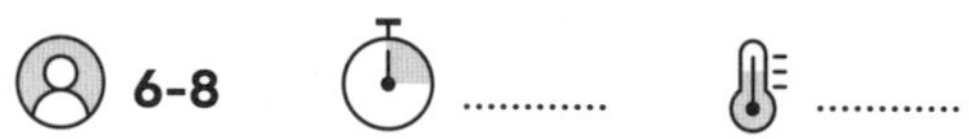

Para mí es una de las tartas más sencillas y deliciosas que existen en nuestra gastronomía. ¡Solo lleva cuatro ingredientes! Y la tienes lista en treinta minutos. Así que no tienes excusa.

INGREDIENTES
(molde de 20 cm que quepa en la airfryer)

250 g de almendra molida
250 g de azúcar
4 huevos L
la ralladura de 1 limón
azúcar glas para decorar

1. En un bol grande bate los huevos con el azúcar hasta que estén bien integrados.
2. Añade la ralladura de limón.
3. Poco a poco incorpora la almendra molida y mezcla hasta obtener una masa homogénea.
4. Engrasa el molde con un poco de aceite o mantequilla. O cúbrelo con papel de horno para que no se pegue la masa.
5. Vierte la masa.
6. Precalienta la freidora de aire 3 minutos a 180 °C
7. Introduce el molde en la cesta y programa 25 o 30 minutos a 160 °C.
8. Si al pinchar con un palito o cuchillo este sale limpio, ya tienes la tarta lista.
9. Si la superficie se dora demasiado rápido, cubre con papel de aluminio a mitad de cocción (con cuidado de que no salga volando y choque con la resistencia).

10. Deja enfriar antes de desmoldar para que no se rompa.

11. Para que quede cien por cien gallega, coloca una plantilla de la cruz de Santiago en el centro y espolvorea azúcar glas.

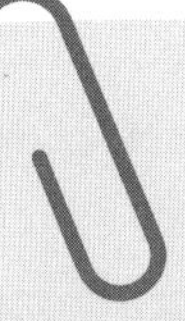

TRUCO

¿No tienes azúcar glas? Lo puedes hacer en casa, encima ahorrando dinero. Esto es lo que necesitas:

- 97 g de azúcar blanco
- 3 g de maicena

Mete los dos ingredientes en un robot de cocina, molinillo de café o procesadora y programa a máxima velocidad para que el azúcar se convierta en polvo. ¡Lo tienes!

LECHE FRITA NO FRITA

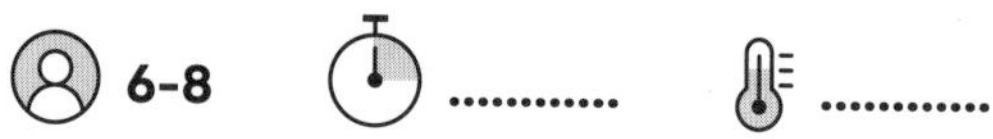

Receta clásica donde las haya que se puede terminar perfectamente en la freidora de aire. No te voy a mentir, el resultado no es exactamente igual que si la fríes en abundante aceite de oliva, pero la verdad es que está muy rica y consigues reducir las calorías de forma significativa. Mi consejo: si solamente la vas a comer una vez al año, haz la receta tradicional con bien de aceite. ¿Te encantan y quieres prepararlas a menudo? A continuación te digo cómo.

INGREDIENTES

500 ml de leche (puede ser desnatada)
la cáscara de 1 naranja
la cáscara de 1 limón
1 rama de canela
60 g de leche condensada o azúcar
60 g de maicena
1 huevo batido
harina para rebozar
AOVE en espray
azúcar para decorar
canela en polvo para decorar

1. Echa 400 mililitros de leche (reserva 100 mililitros) en un cazo junto con la cáscara de naranja y de limón, la ramita de canela y la leche condensada o el azúcar. Pon a fuego medio y, cuando esté a punto de entrar en ebullición, retira del fuego, tapa y deja que infusione unos 10 minutos.
2. Pasado ese tiempo, retira las cáscaras y la canela, y vuelve a poner a fuego medio/bajo.
3. Mezcla la maicena en un vaso con los 100 mililitros de leche que habías reservado. Cuando esté completamente disuelta,

añádela al cazo y remueve sin parar con ayuda de unas varillas hasta que espese.

4. Pasa esta preparación a un recipiente de cristal (por ejemplo, un táper), coloca papel film en la superficie para que no se seque y mete a la nevera al menos 4 horas para que termine de solidificar.
5. Desmolda y corta en cubos. Reboza en harina y huevo batido.
6. Precalienta la freidora de aire 5 minutos a 200 °C.
7. Coloca los dados en la cesta, añade un poco de aceite en espray y cocina 6 o 7 minutos a 200 °C. Cuando queden 2 minutos, dales la vuelta y échales un poco más de aceite en espray.
8. Al salir, todavía calientes, pásalos por azúcar y canela. A mí cada bocadito me sabe a mi yaya.

¿Sabías que...?

La canela es la corteza de un árbol. En concreto del canelo de Ceilán, procedente de Sri Lanka. La especia, que ya se utilizaba en China hace más de cuatro mil quinientos años, se extrae de la corteza interna de las ramas de este árbol, que se enrollan una dentro de la otra y se dejan fermentar y secar para dar lugar a las ramitas de canela que consumimos habitualmente.

ROSQUILLAS DE SAN ISIDRO

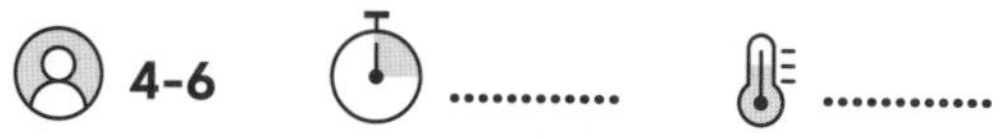

Tontas y listas..., así llaman a las rosquillas los madrileños. Es el dulce más típico y se consume, fundamentalmente, para celebrar las fiestas del patrón, San Isidro, el 15 de mayo. En el siglo XIX las de la Tía Javiera se elaboraban de la forma tradicional. Yo aquí te propongo hacerlas en la airfryer. No sé si tan ricas como las de la que fue la vendedora más popular de la capital, pero te aseguro que te van a sorprender.

INGREDIENTES

2 huevos + 1 para pincelar
75 g de azúcar
1 cucharadita de sal
25 g de AOVE
5 g de anís en grano
8 g de polvos de hornear
275 g de harina tamizada

1. Mezcla los dos huevos con el azúcar, el aceite y la sal, y bate hasta que esté bien integrado y las yemas blanqueadas (cuando se pongan de color más claro y la mezcla esté más voluminosa).
2. Añade el anís en grano, los polvos de hornear y, poco a poco, la harina tamizada. Amasa hasta tener una masa homogénea. Es una masa blanda, es probable que necesites engrasar las manos con aceite para poder dar forma a las rosquillas.
3. Haz bolitas, introduce un dedo en el centro y aplasta con cuidado para crear los roscos.
4. Pinta con huevo batido.
5. Precalienta la freidora de aire 3 minutos a 180 °C.
6. Introduce las rosquillas en la cesta y programa 10 minutos a 160 °C.

¿Y LAS LISTAS?

Sin ánimo de enemistarme con ningún gato, que vivo en Madrid y quiero seguir haciéndolo, las rosquillas de San Isidro pueden resultar algo secas, por eso a mí me gustan más las listas. ¿Por qué se llaman así? Porque llevan un glaseado de limón por encima que las hace irresistibles. Tendrías que hacer el mismo proceso y preparar la siguiente receta para la traca final.

INGREDIENTES

200 g de azúcar glas
50 ml de zumo de limón
colorante amarillo al gusto

1. Mezcla todos los ingredientes hasta formar una pasta. Si te queda demasiado líquido, añade azúcar y viceversa. Tiene que tener una consistencia que permita bañar las rosquillas, dejando una preciosa capa amarilla.
2. Sumerge las rosquillas y déjalas en una superficie plana para que se sequen un poco.

ROSQUILLAS DE MI ABUELA

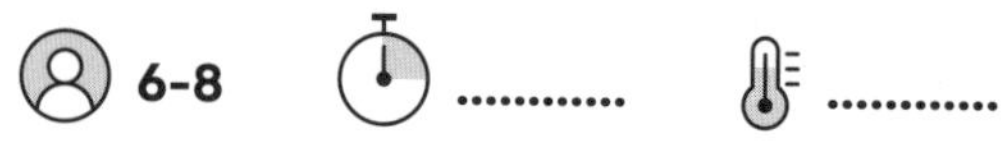

Si me preguntan cuál es mi receta favorita del mundo mundial, siempre diré que las rosquillas de mi abuela. La primera vez que las hice no fue con mi abuela, pero sí en su casa, con unas vecinas del pueblo que me las prepararon para un reportaje de la tele. Desde entonces las he hecho miles de veces y cada vez salen mejor. Te soy sincera, en airfryer no quedan tan espectaculares como fritas en abundante aceite, pero siguen estando riquísimas, algo más duras y, sobre todo, con mucha menos grasa.

La receta es superfácil y solo necesitas una cuchara para medir.

INGREDIENTES por cada huevo
(yo suelo hacer 3 huevos cada vez)

3 cucharadas de leche
3 cucharadas de AOVE
3 cucharadas de anís (yo siempre pongo un chorrito más de regalo; si hay niños, sin anís)
6 cucharadas de azúcar (yo pongo la mitad)
1 cucharadita de polvos de hornear
1 sobre de gaseosa (tipo El Tigre)
la harina que admita (no te voy a dar cantidad porque mi abuela nunca me dio)
azúcar y canela para rebozar

1. Mezcla todos los ingredientes, menos la harina, hasta tener una pasta. Vas a ver que cuando eches la gaseosa y los polvos de hornear va a crecer mucho, eso hará que estén muy esponjosas.
2. Añade poco a poco harina. Las abuelas siempre han dicho «la que admita la masa». No hace falta que le preguntes si quiere

más, cuando veas que tienes una masa que no se pega en los dedos y con la que puedes hacer bolitas, está.

3. Hay dos formas de hacer las rosquillas. Haciendo un chorrito y uniéndolo formando un círculo. O la manera de mi abuela, haciendo dos bolitas iguales, juntándolas y haciéndoles un agujero en el centro, formando la rosquilla. Así salen dobles, mucho más jugosas y tiernas.
4. Precalienta la airfryer de 3 a 5 minutos a 180 °C.
5. Coloca las rosquillas y programa 10 minutos a 160 °C. Cuando lleven 8 minutos, dales la vuelta. Haz varias tandas si no te caben todas en la cesta.
6. Al momento, cuando estén bien calientes, rebózalas en azúcar y canela.

Si las comes recién hechas vas a ver que están casi igual de jugosas que fritas (eso sí, estéticamente no son tan bonitas). Si las vas a consumir de un día para otro, se te van a quedar más duras, perfectas para mojar en leche.

RECETA TRADICIONAL

Si quieres vivir la experiencia completa, fríe unas pocas en abundante aceite de girasol. Quita el exceso de aceite con papel absorbente y viaja a la infancia.

MINIMONAS DE PASCUA

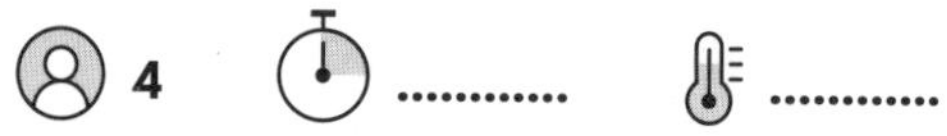

Tengo treinta y ocho años en el momento en el que estoy escribiendo este libro. Mi tía Pili, mi madrina, sigue regalándome cada año una mona de Pascua en Semana Santa. Siempre son de chocolate, preciosas, y yo nunca me las como porque me da muchísima pena. Si a ti también te da pena hincar el diente a las de chocolate, te dejo la receta de los bollos tradicionales, versión airfryer. Puedes hacer una grande o varias pequeñitas para regalar.

INGREDIENTES

- 300 g de harina de fuerza
- 50 g de azúcar
- 1 huevo + 1 huevo para pincelar
- 90 ml de leche templada
- 40 g de mantequilla a temperatura ambiente
- 10 g de levadura fresca o 3 g de levadura seca
- la ralladura de ½ limón o naranja
- una pizca de sal
- 4 huevos cocidos para decorar
- azúcar para espolvorear

1. Disuelve la levadura en la leche templada y deja unos minutos para que se active.
2. En un bol mezcla la harina, el azúcar y la ralladura. Añade el huevo, la leche con levadura y la sal. Amasa hasta integrar. Te recomiendo que la hagas con robot de cocina o amasadora, ya que es una masa complicada de trabajar, sobre todo cuando se le añade la mantequilla.
3. Incorpora la mantequilla poco a poco, amasando hasta que la masa quede lisa y elástica (10 o 12 minutos a mano o 6 o 7 minutos con amasadora).

4. Tapa con un trapo húmedo y deja que fermente hasta que doble su tamaño (aproximadamente 1 hora).
5. Divide la masa en 4 porciones, da forma a las bolas y colócalas sobre cuadrados de papel de horno para ponerlas en la cesta de la airfryer con facilidad.
6. Deja que fermenten otros 30 minutos.
7. Pincela cada pieza con huevo batido, coloca un huevo en el centro y espolvorea con azúcar.
8. Precalienta la airfryer 5 minutos a 160 °C. Introduce los bollitos en la cesta y cocina 12 minutos a 150 °C.

TRUCO DE COCINA

Para picar frutos secos de forma rápida y sin manchar puedes utilizar la batidora. Pon las cuchillas boca arriba, echa frutos secos (no demasiados), cubre todo con papel vegetal, porque si no va a salir todo volando, sujeta el papel vegetal con el mango de la batidora y presiona el botón de batir, a toquecitos, y en dos segundos tienes todo picado.

HORNAZO

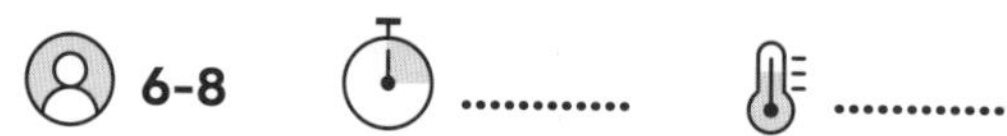

El hornazo lo descubrí durante el que fue el mejor año de mi vida estudiantil, ese en el que me fui con mis amigas de la facultad a vivir un año a Salamanca. Si has sido estudiante en Salamanca, sabes a lo que me refiero. Allá por el Pleistoceno, por un euro te tomabas una caña y un pincho enorme y riquísimo. Entenderás que estuviéramos todo el día comiendo y bebiendo. El hornazo era más para ocasiones especiales. Recuerdo la primera vez que lo probé, pensé: «¡Menuda genialidad!». Pues para genialidad, meterlo en la airfryer..., ya verás.

INGREDIENTES

(para un hornazo que quepa en la freidora de aire)

250 g de harina
50 ml de agua templada
25 ml de vino blanco
30 g de manteca a temperatura ambiente
10 g de levadura fresca de panadero (3 g de levadura seca)
1 huevo
15 ml de AOVE
1 cucharadita de sal
1 cucharadita de pimentón

Para el relleno

3 o 4 filetes de lomo fresco (puedes poner en adobo si te gusta más)
5 o 6 lonchas de jamón ibérico
6 u 8 rodajas de chorizo ibérico (si es de Salamanca, mejor)
2 huevos duros

1. Disuelve la levadura en el agua templada y deja que se active durante unos minutos.
2. Mezcla todos los ingredientes y amasa unos minutos hasta tener una masa elástica. Si tienes robot de cocina, te será más fácil y rápido.

3. Haz una bola y coloca en un bol engrasado, tapa con un trapo húmedo y deja fermentar unos 30 minutos, hasta que doble su tamaño.
4. Divide la masa en dos y estira con un rodillo para que quede bien fina.
5. Recorta dos círculos iguales (con ayuda de un plato) asegurándote de que van a caber en la cesta de la freidora de aire.
6. Utiliza las tiras de masa que sobren para decorar la parte superior del hornazo.
7. Coloca la base sobre papel vegetal y rellénala con una capa de jamón, otra de chorizo, otra de lomo y el huevo duro. Te recomiendo que lo cortes todo a trocitos (ni muy grandes ni muy pequeños) para que sea fácil de comer.
8. Cubre el hornazo con la otra pieza de masa y pellizca alrededor para cerrarlo. Asegúrate de que queda bien cerrado.
9. Haz tiras largas de masa y decora haciendo un enrejado.
10. Con unas tijeras vas a hacer unas chimeneas para que el pastel respire. Haz varios cortes por toda la superficie.
11. Bate un huevo y pincela.
12. Precalienta la máquina, 5 minutos a 180 °C.
13. Introduce el hornazo y cocina 10 minutos a 160 °C.
14. Programa 4 o 5 minutos más a 180 °C para que termine de dorarse. Si ves que la parte de abajo está muy blanca, dale la vuelta.
15. Sirve templado o frío, está siempre riquísimo.

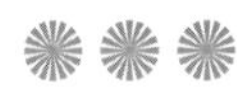

¿Sabías que...?

El día que más hornazo se come en Salamanca es el Lunes de Aguas. Yo no he tenido vacaciones de Semana Santa más largas que las de esta ciudad. Nos daban la Semana Santa, la siguiente entera y el lunes siguiente, que es el Lunes de Aguas. Ese día se marca el final oficial de la Cuaresma y la vuelta de algunas vecinas *tentadoras* a las que en el siglo XVI enviaban al otro lado del río Tormes para que los estudiantes no pecaran con ellas. Una semana después de la Pascua el Padre Putas las traía de nuevo a la ciudad en barcas y todo el mundo lo celebraba con un pícnic en el campo, por supuesto con hornazo. Cinco siglos más tarde, se sigue celebrando el pícnic multitudinario, ahora sin cortesanas, pero por supuesto con hornazo.

FLORES DE HOJALDRE

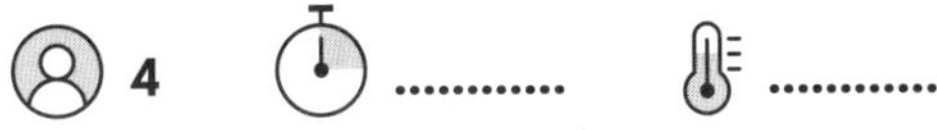

¿Será la receta más bonita que se puede hacer con hojaldre? Yo creo que sí. Además, es supersencilla y te permite tantas combinaciones como flores hay en el campo. Hazla el día de la madre o para San Valentín.

INGREDIENTES

1 plancha rectangular de hojaldre
queso crema al gusto
1 calabacín
unas lonchas de jamón de York
unas lonchas de pepperoni o salchichón
unas lonchas de queso
1 bote de tomate frito
orégano al gusto

1. Corta la plancha de hojaldre, por la parte más estrecha, en tiras de unos 4 o 5 dedos de grosor (te deberían salir 4 o 5 tiras). La idea es poner el relleno en uno de los laterales, con la mitad del ingrediente dentro y la otra mitad fuera, de forma que, al enrollar, parezca una flor.
2. Puedes hacerla de distintos sabores, por ejemplo, verduras con queso crema. Unta el queso en el hojaldre y corta rodajas finas de calabacín con una mandolina.
3. Coloca el calabacín en uno de los lados largos del rectángulo, dejando media circunferencia dentro del hojaldre y la otra media fuera. Pliega el hojaldre por la mitad en su parte estrecha y enrolla.
4. Haz lo mismo, pero untando tomate frito con orégano en el hojaldre y poniendo jamón de York y queso o pepperoni, de

la misma forma, con la mitad de la loncha fuera. Pliega el hojaldre y enrolla.

5. Puedes colocar las flores directamente en la cesta, pero te recomiendo que las cocines dentro de un molde de muffins o magdalenas, ya que así la base no crecerá en exceso.
6. Precalienta la máquina 5 minutos a 200 °C.
7. Coloca las flores y cocina 15 minutos a 180 °C. Si ves que le falta un poco al hojaldre, deja unos minutos más.

¿Sabías que...?

Con lonchas de salchichón, chorizo o pepperoni y una copa puedes hacer flores. Solamente tienes que colocar las lonchas en el borde del cristal, con una mitad dentro de la copa y la otra mitad fuera. Cubre toda la circunferencia y después haz dos o tres capas más. Saca todo con cuidado, y ya tienes la flor. Cuanto más pequeña sea la copa, más cerradita será la florecilla. Prepara con distintos embutidos y coloca sobre una madera, junto con varios quesos, frutas y picatostes, y tu tabla de embutidos dejará a todos sorprendidos.

PALMERITAS CHEESECAKE

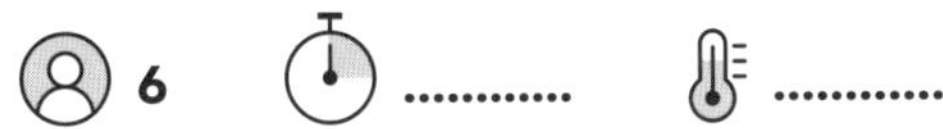

Esta receta es perfecta para sorprender a tu *crush* en San Valentín. Son adorables y deliciosas. Si te gusta la tarta de queso, tienes que probar la versión palmera de chocolate.

INGREDIENTES

1 plancha de hojaldre rectangular
azúcar al gusto
1 tableta de chocolate blanco
unas gotas de colorante liposoluble rojo
1 cucharada de aceite de coco
1 paquete de queso crema
1 bote de mermelada de fresa

1. Extiende la plancha de hojaldre y espolvorea azúcar al gusto sobre ella.
2. Enrolla desde los extremos hasta el centro.
3. Mete en la nevera o en el congelador unos minutos para facilitar el corte.
4. Corta tiras de un dedo de grosor (o menos) y aplasta las palmeritas con cuidado por las orejas, para que queden finitas y uniformes. Cuanto más aplastes, menos se inflarán después.
5. Precalienta la máquina 5 minutos a 200 °C.
6. Introduce las palmeritas y cocina 6 u 8 minutos a 195 °C. Da la vuelta a los 5 minutos para que se doren por las dos caras por igual.
7. Cuando tengas las palmeritas hechas, déjalas enfriar.
8. Prepara el relleno mezclando cuatro cucharadas de queso crema con 2 de mermelada de fresa. Puedes añadir más o menos mermelada, es cuestión de gustos.

9. Ahora haz un sándwich de palmera, unta bien de relleno en una y tapa con otra. Repite la operación hasta que se terminen todas. Si te han salido impares, cómete la que te queda suelta como premio a tu esfuerzo en la cocina.
10. Funde chocolate blanco (en el microondas a golpes de 30 segundos, o en la freidora de aire a 160 °C, removiendo cada 30 o 40 segundos).
11. Añade una cucharada de aceite de coco y colorante rojo liposoluble hasta tener el rosa deseado.
12. Baña las palmeritas y coloca sobre papel vegetal para que no se pegue el chocolate.
13. Cuando hayas terminado, pon más colorante al chocolate que te haya quedado para tener un rosa más intenso y decora las palmeritas dejando caer hilos de chocolate con la cuchara.
14. Mete en la nevera unos minutos para que solidifique, y listo.

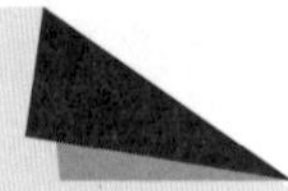

¿POR QUÉ CHOCOLATE LIPOSOLUBLE?

Si todavía no has utilizado colorante normal del que venden en el supermercado con chocolate, quizá te hagas esta pregunta: «¿No vale el colorante de toda la vida?». Yo también estuve ahí, añadí los colorines en mi chocolate fundido, que a los segundos terminó convertido en una pasta grumosa y dura. Esto pasa porque los productos que compramos en la tienda de debajo de casa, de marcas conocidas, son para pastelería, pero no son liposolubles, es decir, no son capaces de disolverse en un medio graso, como es el chocolate. Te sirven para dar color a bizcochos, líquidos..., pero, al añadirlos al chocolate, este se corta y se estropea. En tiendas de pastelería o en internet (en Amazon hay de todo) puedes encontrar millones de colores preciosos y brillantes que sí se disuelven en grasa y que convertirán tu chocolate blanco en preciosos arcoíris. Solo tienes que buscar: «Colorante liposoluble».

BOCADITOS DE HOJALDRE CON LONGANIZA

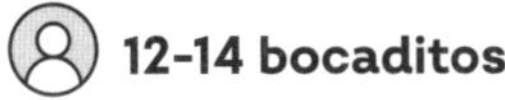 12-14 bocaditos 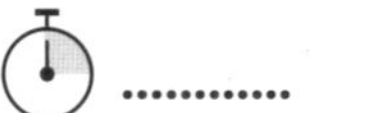 .... 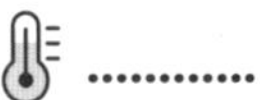 ....

Jueves Lardero, como diríamos los maños: «¡Longaniza en el puchero!». Creo que es uno de los recuerdos más marcados que tengo del colegio, ese jueves previo al miércoles de ceniza que salíamos al patio y nos daban de merendar longaniza mientras corríamos como locos jugando a polis y cacos. Muchos años más tarde (demasiados) te traigo una versión más sofisticada del bocata tradicional.

INGREDIENTES

1 plancha rectangular de hojaldre (refrigerado o descongelado)
1 longaniza fresca entera (si eres de Aragón, tiene que ser de Graus)
1 huevo batido para pincelar
semillas de sésamo para decorar

1. Corta la longaniza en trozos de 4 o 5 dedos.
2. Extiende la plancha de hojaldre y haz tiras de un dedo de grosor.
3. Envuelve la longaniza con el hojaldre, como si fuera una momia. Empalma una tira con otra si se te gasta y no has cubierto toda la pieza de carne.
4. Bate un huevo y pincela la parte superior del hojaldre. Espolvorea unas semillas de sésamo para que quede más bonito.
5. Precalienta la freidora de aire 3 o 5 minutos a 180 °C.
6. Mete los bocaditos en la cesta y cocina 10 minutos a 160 °C.
7. Sube la temperatura a 180 °C de 3 a 5 minutos para que se termine de dorar el hojaldre.

8. Si quieres darle un toque más sofisticado, sirve con un chorrito de miel por encima.

¿JUEVES LARDERO?

Es posible que esto del Jueves Lardero te suene un poco a chino porque no se celebra en todas las comunidades autónomas. En Aragón, por ejemplo, tiene más peso (o al menos cuando yo era pequeña) que el propio Carnaval. Es una fecha cristiana que marca el último jueves antes del miércoles de ceniza. Arranca el Carnaval y son esos últimos días en los que antiguamente aprovechaban para ponerse tibios de productos de la matanza, porque después vendrían cuarenta duros días de recogimiento y platos sin carne. De hecho, etimológicamente *lardero* significa «tocinero». Lardear en latín es untar en grasa..., así que este año, cuando llegue el Jueves Lardero, no hay dieta que valga. ¡A comer torreznos y bocaditos de longaniza!

ALMENDRAS GARRAPIÑADAS

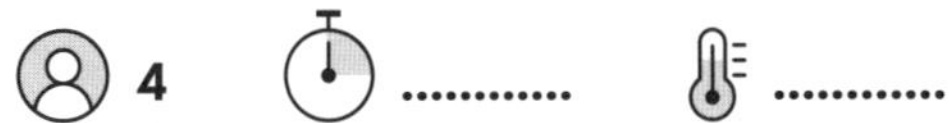

Las mejores almendras garrapiñadas que he comido son las de mi abuela. Supongo que el factor emocional es determinante, pero ninguna otra me sabe igual. Yo las he intentado hacer varias veces, sin éxito, hasta que decidí probar con la airfryer. Quedan un poco más rústicas que las de sartén, pero te prometo que no te van a decepcionar.

INGREDIENTES

200 g de almendras crudas con piel
100 g de azúcar blanco
60 ml de agua
1 cucharadita de canela (opcional)
1 pizca de sal

1. Mezcla todos los ingredientes en un bol hasta que las almendras estén bien cubiertas. Es importante que tengan la piel para que el azúcar se pegue a la almendra.
2. Precalienta la máquina 3 minutos a 180 °C.
3. Coloca las almendras en un recipiente de vidrio refractario o en una bandeja de silicona o papel vegetal para no manchar la cesta.
4. Cocina 12 minutos a 160 °C, removiendo cada 3 minutos. Es importante remover para que vaya garrapiñando.
5. Sube a 180 °C y cocina 3 minutos más, removiendo cada minuto.
6. Deja enfriar completamente para que se endurezcan y queden crujientes.

IDEA

Puedes hacer el mismo proceso con cualquier fruto seco. Acuérdate siempre de remover cada pocos minutos para evitar que el azúcar se queme o apelmace. Aunque tengas muchas ganas de probarlas, espera a que se enfríen para que el caramelo endurezca.

NAVIDAD SIN COMPLICACIONES

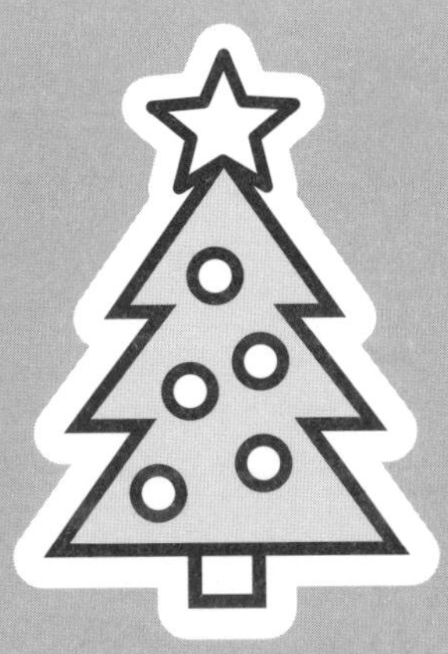

LANGOSTINOS HOJALDRADOS

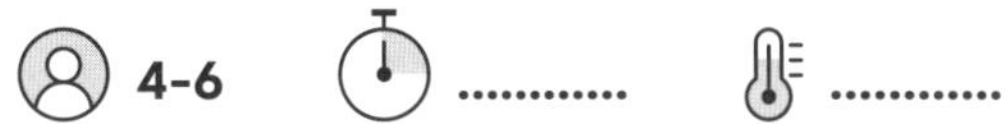

Esta es una receta perfecta para Navidad, ojo, pero también la puedes hacer el resto del año, que luego en Navidad cogemos con muchísima ansiedad este tipo de entrantes, porque no los comemos nunca, y llegan los atracones y los dolores de estómago. Me gusta mucho porque en menos de diez minutos la tienes lista y, como cualquier receta con hojaldre, es adictiva.

INGREDIENTES

langostinos crudos
1 plancha de hojaldre
1 huevo batido
sal al gusto

1. Pela con paciencia todos los langostinos (sin quitar la cola) y guarda las cabezas y las cáscaras para hacer un caldo de pescado. Con la ayuda de un cuchillo muy afilado, haz una pequeña incisión a lo largo del lomo del langostino para quitar el intestino. Añade sal al gusto.
2. Corta tiras de hojaldre (de un dedo o menos de grosor) y enrolla con paciencia alrededor de cada langostino, de manera que quede totalmente cubierto. Te tiene que quedar como si fuera una momia. Pinta cada pieza con huevo batido
3. Precalienta la airfryer 5 minutos a 200 °C. Coloca los langostinos en la cesta y cocina 5 o 6 minutos a 190 °C. En el último minuto dale la vuelta para que se doren por igual por las dos caras.
4. Sirve con salsa rosa casera.

LA SALSA ROSA DE MI ABUELA

Mi yaya, como buena cocinera, utilizaba cantidades universales como un «chorrico», una «pizquica» o un «puñadico» (todo con mucho acento aragonés), por lo que no voy a poderte dar datos empíricos en gramos y mililitros. Recuerdo como si fuera ayer esas Navidades en casa de mi abuela donde nos juntábamos todos los primos. Y yo, que era la mayor, ayudaba a hacer cosas básicas como mezclar la salsa o remover la macedonia.

INGREDIENTES

- mayonesa casera (la que te salga al hacerla)
- 10 cucharadas de kétchup
- 4 cucharadas de salsa Perrins
- 3 cucharadas de zumo de limón
- 5 cucharadas de nata líquida para cocinar
- 3 cucharadas de coñac
- unas gotas de Tabasco
- 4 cucharaditas de mostaza

Mezcla todos los ingredientes, y la tienes. Antes a los niños nos dejaban comer estas cosas con alcohol, ahora, si hay niños o embarazadas en casa, habría que omitir el chorrito de coñac. La verdad es que entre la salsa rosa y las trufas de chocolate no me extraña que durmiéramos tan bien.

COLAS DE LANGOSTA O BOGAVANTE

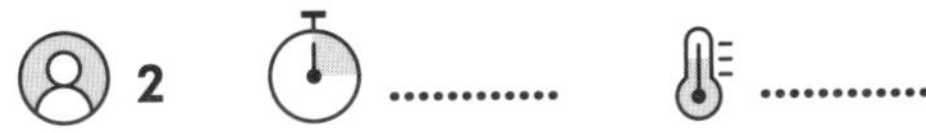

¿Es una locura hacer bogavante o langosta en la freidora de aire? Igual ahora mismo estás poniendo el grito en el cielo, pero yo lo he probado y el resultado es buenísimo, de verdad. Si te atreves a probar, te recomiendo que compres las colas congeladas

INGREDIENTES

2 colas de langosta o bogavante
1 ajo
un puñado de perejil
1 cucharada de mantequilla
sal y pimienta al gusto

1. Precalienta la máquina 5 minutos a 200 °C.
2. Derrite la mantequilla, mezcla con un ajo picado y un poco de perejil.
3. Haz un corte longitudinal en medio del caparazón del crustáceo y despega un poco la carne con cuidado. Pinta el interior con la mantequilla y añade sal y pimienta al gusto.
4. Introduce las colas de langosta en la cesta y programa 5 minutos a 190 °C.
5. Para servir, si las colocas encima de unos huevos rotos, vas a alucinar.

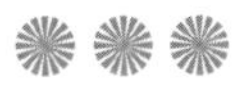

¿SABES DIFERENCIARLOS?

Estamos de acuerdo en que ambos están deliciosos, pero, si te los ponen delante, ¿sabes diferenciar entre langosta y bogavante? Lo primero en lo que te tienes que fijar es en las pinzas. ¿Tiene? Pues es bogavante. Las langostas no tienen pinzas, sino dos largas antenas. Por la cola también se les distingue bien: la del bogavante es muy corta y ancha, mientras que la de la langosta es larga y estrecha. ¿Te has preguntado por qué las pinzas del bogavante son de diferente tamaño? Con la pequeña cortan el alimento y con la grande lo trituran, y si pierden alguna, son capaces de regenerarlas y pueden vivir hasta cincuenta años. Si en el mercado lo encuentras de color azul, es gallego, y si es rojo, lo más seguro es que sea canadiense.

SOLOMILLO WELLINGTON

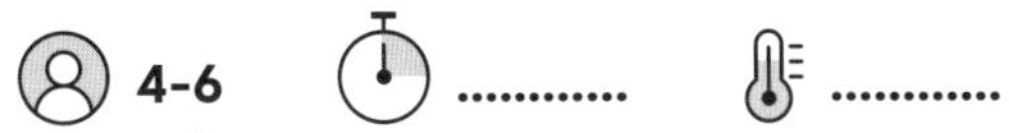

Si quieres triunfar en Navidad sin complicarte lo más mínimo, haz esta receta. Ultrasencilla, rápida, sin ingredientes raros, muy vistosa y deliciosa. Eso sí, la clave está en comprar buen producto, así que hazte con un solomillo de ternera de calidad, y ya verás como no defraudas a nadie.

INGREDIENTES

1 solomillo de ternera (aprox. 700 g)
250 g de champiñones o mezcla de setas
1 chalota o cebolla pequeña
50 ml de nata
2 o 3 lonchas de jamón serrano
1 o 2 cucharadas de mostaza de Dijon
1 lámina de hojaldre rectangular
1 huevo para pincelar
sal y pimienta negra molida al gusto
AOVE para freír la cebolla y los champiñones

1. Salpimienta el solomillo y sella en una sartén muy caliente con un poco de aceite de oliva. Marca todas las caras, un minuto aproximadamente por cada una (no te olvides de los extremos). Reserva en una rejilla hasta que enfríe.
2. Mientras, vamos a preparar la *duxelle*, que es el picadillo de champiñones y cebolla que lleva el Wellington en su interior. Corta la cebolla en juliana y ponla a pochar en una sartén a fuego medio/bajo con un chorrito de aceite o mantequilla. Cuando empiece a estar blandita añade los champiñones, también troceados, y deja que se hagan. Escurre el agua que hayan

soltado (si ha salido mucha) y añade un chorrito de nata, deja que termine de reducir y tritura con la batidora para obtener una pasta. Añade sal al gusto y deja que enfríe.

3. Extiende la plancha rectangular de hojaldre, corta unas tiras que utilizarás luego para decorar la pieza. Coloca las lonchas de jamón cubriendo todo el hojaldre, sigue extendiendo una capa generosa de la *duxelle*. Pinta el solomillo con un par de cucharadas de mostaza de Dijon y colócalo en el centro del hojaldre. Cierra el hojaldre formando un saquito, asegúrate de que queda el solomillo bien cerrado y no se sale ninguno de los alimentos. Pon el cierre hacia abajo. Corta tiras finitas de hojaldre y decora formando un enrejado y pinta con huevo batido.
4. Precalienta la freidora de aire 5 minutos a 200 °C.
5. Coloca el solomillo en la cesta y programa 20 o 25 minutos a 180 °C. Da la vuelta a la pieza y si el hojaldre de la parte de abajo está todavía blanco, programa 5 minutos a 200 °C.
6. Sirve en una bandeja y deja reposar 10 minutos. Corta en rodajas gruesas con un cuchillo de sierra para no romper el hojaldre.

TRUCO

Para un acabado más brillante, pincela con huevo batido a mitad de cocinado. Y si no hay niños ni embarazadas en la cena y quieres un sabor extra, añade un chorrito de brandy a las setas mientras se cocinan.

ROSCÓN DE REYES

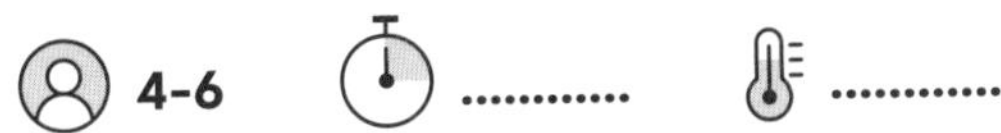

A lo largo de estos años he probado muchísimas recetas de roscón de Reyes. Algunas necesitan más de dos días para su elaboración, es verdad que merece la pena. Como sé que si tienes este libro eres una persona con poco tiempo, te dejo mi receta favorita de las exprés. Queda muy esponjoso y muy rico de sabor.

INGREDIENTES
(para un roscón pequeño, tamaño freidora de aire)

200 g de harina de fuerza
45 g de azúcar
55 ml de leche templada
1 huevo pequeño para la masa + 1 huevo batido para pincelar
ralladura de naranja y limón al gusto
10 ml de agua de azahar (1 cucharada)
45 g de mantequilla a temperatura ambiente
10 g de levadura fresca (o 3,3 g de levadura seca)
una pizca de sal
fruta confitada, almendras laminadas y azúcar humedecido para decorar

Es una masa de las complicadas de amasar. Te recomiendo que lo hagas con ayuda del robot de cocina. Si lo haces a mano, ten paciencia, que al final sale.

1. Disuelve la levadura en la leche templada.
2. En un bol grande, mezcla la harina, el azúcar, la ralladura de limón y naranja y la sal.
3. Añade el huevo, la leche con levadura y el agua de azahar, y mezcla hasta integrar.

4. Incorpora la mantequilla poco a poco, amasando hasta lograr una masa lisa y elástica (10 o 12 minutos a mano o 6 o 7 minutos con amasadora).
5. Haz una bolita y coloca en un bol cubierto con un paño húmedo hasta que doble su tamaño, aproximadamente 1 hora.
6. Da forma al roscón haciendo un agujero en el centro y dándole forma uniforme. Coloca sobre papel de horno que quepa en la cesta de la airfryer.
7. Deja en el interior de la airfryer (apagada) para que leve otros 30 o 40 minutos más.
8. Pincela con huevo batido y decora con fruta confitada, almendra laminada y azúcar humedecido con agua de azahar.
9. Precalienta la airfryer 5 minutos a 170 °C.
10. Introduce el roscón en la cesta y cocina 15 minutos a 150 °C.
11. Dale la vuelta y programa otros 4 o 5 minutos más si lo ves muy blanco por abajo.

¿Sabías que puedes hacer la fruta confitada en casa?

En este mundo hay dos tipos de personas, las que adoran las frutas del roscón y las que la retiran educadamente antes de darle un mordisco. Yo era de las segundas y ahora me encantan. Hacerlas en casa requiere tiempo, pero es muy fácil.

INGREDIENTES

250 g de fruta fresca (naranja, limón, cereza, piña, calabaza...)
250 g de azúcar
125 ml de agua
unas gotas de zumo de limón (ayuda a mantener el color) (opcional)

1. Lava y pela la fruta.
2. Córtala en rodajas finas o cubos.
3. En una sopera mezcla el azúcar con el agua y calienta a fuego medio hasta que se disuelva el azúcar y obtengas un almíbar ligero.
4. Mete la fruta en el almíbar y cocina a fuego bajo durante 40 minutos, removiendo de vez en cuando para que no se pegue, hasta que la fruta quede transparente y brillante.
5. Saca las piezas de fruta y colócalas sobre una rejilla o papel de horno para que se sequen. Déjalas toda una noche para que pierdan el exceso de humedad.

30 CANAPÉS EN 10 MINUTOS

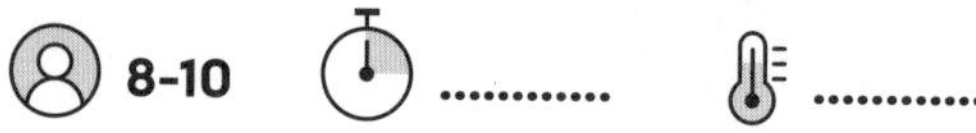

Me encanta esta receta porque te permite hacer mucha cantidad en muy poco tiempo y esto, en Navidad, es una maravilla. Yo te voy a dar idea de relleno, pero, como siempre, puedes hacerlos de lo que quieras.

INGREDIENTES

2 planchas de hojaldre rectangulares
4 o 6 lonchas de jamón de York o pavo
4 o 6 lonchas de queso raclette en lonchas o un queso en lonchas que funda bien
unas semillas de sésamo para espolvorear por encima
1 huevo para pincelar

Para la salsa
3 cucharadas de mayonesa
1 cucharada de mostaza
2 cucharadas de kétchup
1 cucharadita de pimentón
2 pepinillos agridulces
1 cucharada de caldo de los pepinillos

1. Mezcla todos los ingredientes de la salsa, pica los pepinillos muy finitos.
2. Estira las planchas de hojaldre. Córtalas a la medida de la cesta de la freidora de aire. Cuanto más grande sea la freidora, más canapés te van a salir de una tirada.
3. Pon una capa de salsa en la base. Después, cubre con las lonchas de queso y el jamón de York o pavo.
4. Cubre con otra capa de hojaldre.

5. Corta toda la superficie en cuadrados (haz primero líneas verticales y luego horizontales). Asegúrate de cortar bien para que luego se separen sin problema.
6. Pincela con huevo batido la superficie y espolvorea semillas de sésamo para decorar.
7. Precalienta la freidora de aire 5 minutos a 200 °C.
8. Mete el hojaldre (lo sacarás mejor si lo metes en papel vegetal) y cocina 8 minutos a 190 °C.

   Haz tantas tandas como necesites.

OTRA IDEA RÁPIDA

Si aún te quieres complicar menos, en vez de hacer canapés rellenos, puedes prepararlos modo montadito. Corta una sola plancha de hojaldre en cuadraditos, pincha con un tenedor y en el centro de cada cuadrado coloca lo que más te apetezca: medio tomate cherry, un poco de queso, unas aceitunas, cebolla, atún, una rodaja de champiñón, beicon, chorizo..., todo lo que se te ocurra. Programa también 6 u 8 minutos a 190 °C, después de haber precalentado, y tendrás de nuevo un montón de canapés en menos de 10 minutos.

SMASHED POTATOES CON GULAS

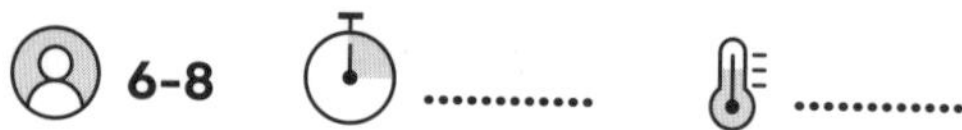

Las smashed potatoes son, bajo mi punto de vista, la mejor guarnición de patatas que existe. Y si valen de guarnición, ¿por qué no utilizarlas también como base de canapé? Original y delicioso, sobre todo acompañado de gulas y huevo frito.

INGREDIENTES

1 patata baby por cada canapé
200 g de gulas
1 ajo
1 cayena
1 huevo de codorniz por canapé
pimentón al gusto
sal al gusto
AOVE en espray

1. Lava muy bien las patatas, sin quitarles la piel, pínchalas con un tenedor. Cocina al vapor en el microondas. Para ello, ponlas en un recipiente apto para microondas con un chorrito de agua y cúbrelo con papel film. Programa 5 minutos a máxima potencia.
2. Saca las patatas, colócalas sobre papel vegetal y aplástalas con ayuda de un vaso para que queden bien planas.
3. Añade sal y pimentón al gusto y un flis de aceite.
4. Precalienta la freidora de aire 5 minutos a 200 °C.
5. Introduce las patatas y cocina 10 minutos a 190 °C. Da la vuelta a los 7 minutos aproximadamente para que se doren por los dos lados.
6. Prepara las gulas. En una sartén con aceite, marca el ajo, previamente cortado en láminas, y la cayena. Saltea las gulas. Puedes añadir unas gambas también.

7. Fríe los huevos de codorniz en abundante aceite o hazlos a la plancha.
8. Para montar el canapé, pon la patata de base y encima las gulas y el huevo.

¿CANAPÉ DE HUEVOS ROTOS?

Si en vez de gulas pones unas lonchas de jamón ibérico sobre la patata y culminas con un huevo y trufa rallada..., tienes un montadito de huevos rotos digno de un restaurante de lujo.

YEMAS CONFITADAS

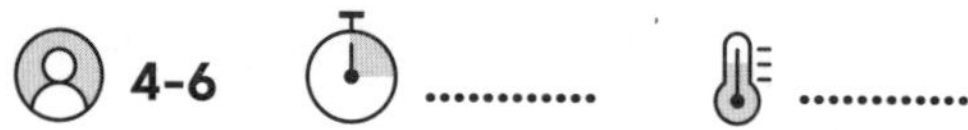

Han sido una de las recetas virales por excelencia en 2025 y de verdad que al probarlas entendí por qué. Me parece una idea fantástica para servir como aperitivo en Navidad, quedan cremosas como la mantequilla y, créeme, están deliciosas.

INGREDIENTES

1 yema de huevo por persona	sal en escamas al gusto
200 o 300 ml de aceite de oliva	trufa rallada al gusto (opcional)

1. Busca un recipiente apto para la freidora de aire en el que vas a poner las yemas. Yo lo hice en una cazuelita de barro en la que me cabían 3 yemas.
2. Cubre hasta arriba con aceite (necesitarás más o menos en función del tamaño del recipiente).
3. Sin precalentar, mete el recipiente y programa 20 minutos a 80 °C.
4. Saca las yemas, escurre bien el aceite y colócalas sobre pan.
5. Añade unas escamas de sal y trufa rallada, si te gusta.
6. Unta como si fuera mantequilla y disfruta del bocado.

¡ATENCIÓN!

No tires el aceite porque puedes hacer más yemas o utilizarlo en otras elaboraciones, por ejemplo, para preparar una tortilla de patata.

PATATAS HASSELBACK

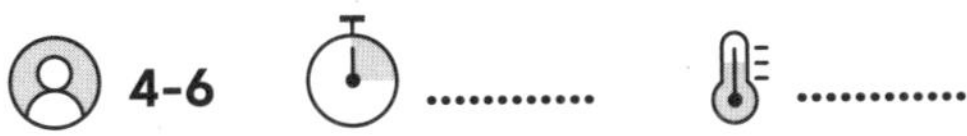

Fueron creadas en Estocolmo, en el restaurante Hasselbacken, por un chef en prácticas, y ahora son las patatas suecas más famosas de las redes sociales. Me gustan porque son supersencillas, originales, las puedes rellenar con lo que quieras y te sirven de guarnición de cualquier plato navideño.

INGREDIENTES

4-6 patatas medianas (una por persona)
1 cucharada de mantequilla
especias al gusto
hierbas provenzales al gusto
1 ajo
un puñado de queso parmesano
AOVE al gusto
sal al gusto

La clave de estas patatas es el corte, que tiene que quedar como si fuera un acordeón. Para ello, tienes que hacer cortes de 3 o 4 milímetros a lo largo de toda la patata, sin llegar al final. Aquí hay dos trucos:

1. Pon dos cucharas de palo, una a cada lado de la patata, y corta con el cuchillo hasta llegar a la madera, así no llegarás hasta el final.
2. Pincha un palo de brocheta de lado a lado en uno de los laterales de la patata, haz los cortes hasta llegar al palo.

Puedes cocinar las patatas sin nada o rellenar cada una de las capas con distintos ingredientes: jamón, queso, verduras, beicon... Son tan versátiles que hay tantas recetas como gustos. Yo te recomiendo que primero metas las patatas sin relleno y, a mitad de cocción, lo incorpores. Vamos allá:

1. Lava las patatas muy bien, ya que no les vamos a quitar la piel, y haz los cortes. Acuérdate, la patata, siempre que se pueda, nueva y variedad agria. Rocía las patatas con aceite, añade un poco de sal y tus especias favoritas.
2. Precalienta la airfryer a 180 °C. Introduce las patatas 20 minutos a 160 °C. Ve vigilando de vez en cuando.
3. Si las quieres rellenas, ahora es cuando vas a meter en cada página de la patata lo que quieras. A mí me gustan mucho con beicon y queso, y luego cubro cada patata con queso rallado, aunque reconozco que solas, sin relleno, también están espectaculares. Con verduras (calabacín, berenjena, cebolla, pimiento y champiñones) también quedan fenomenal.
4. Si no les has puesto relleno ni queso rallado por encima, calienta un dado de mantequilla al microondas, añádeles una cucharada de hierbas provenzales y un ajo picado. Pincela las patatas con esta mezcla.
5. En todos los casos anteriores vuelve a meter en la freidora de aire, 10 minutos más a 190 °C. Sabrás que están cuando al pinchar están blanditas por dentro.

TRUCO

¿Tu cuchillo no corta y no tienes afilador? Puedes utilizar una taza de cerámica. Dale la vuelta y pasa el cuchillo por la parte que no está vitrificada, es decir, la zona de alrededor que no tiene pintura, porque es la que apoya cuando se mete la pieza al horno. Haz pasadas lentas y suaves, como harías en una piedra de afilar. Cuando termines, prueba a cortar un folio, vas a ver como el cuchillo ha recuperado su filo.

CONOS DE HOJALDRE

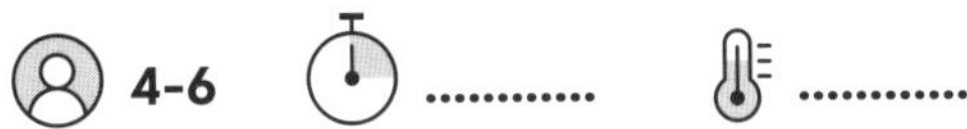

La versatilidad que tiene el hojaldre es increíble. ¿Has visto la cantidad de recetas que se pueden hacer? Y las que me dejo en el tintero. Es uno de mis ingredientes favoritos, qué pena que no se deba comer todos los días (el día que vi cómo se hacía en una pastelería aluciné de la cantidad de mantequilla que lleva. Por eso está tan rico, claro). Es tan ligero y maleable que adopta la forma que le confiramos en crudo. En Navidad hice estos conos superbonitos, puedes rellenarlos de lo que quieras para que presentes en tu mesa unos montaditos completamente distintos y originales.

INGREDIENTES

- 1 plancha de hojaldre cuadrada
- 1 huevo batido
- AOVE al gusto

1. Corta tiras de un dedo de grosor de la plancha de hojaldre. Pinta un molde de acero inoxidable con forma de cono con aceite para que no se pegue la masa y enrolla las tiras desde la punta hasta arriba, pegando bien una capa con otra, sin dejar huecos.
2. Precalienta la máquina 5 minutos a 200 °C.
3. Pinta cada pieza con huevo batido. Pon en la cesta y cocina 5 minutos a 195 °C. Deja que enfríe un poco para desmoldar y hazlo con cuidado, porque si se pega a la pieza metálica se te puede romper al hacer fuerza.
4. Puedes rellenar de crema pastelera, mousse de chocolate, guacamole, queso crema o lo que se te ocurra.

5. También puedes hacer tubitos, en vez de conos, con los moldes cilíndricos de hacer cannoli. Prueba a preparar los conos con masa de pizza, de esta forma quedan menos inflados.

¡NO TENGO MOLDE!

Fabrica uno en casa con papel de aluminio. Corta un buen trozo de papel y moldéalo para darle forma de cono o cilindro. Cuando lo tengas del tamaño y grosor adecuados, sigue los mismos pasos y tendrás unos rollitos perfectos.

DÁTILES RELLENOS DE QUESO AZUL ENVUELTOS EN BEICON

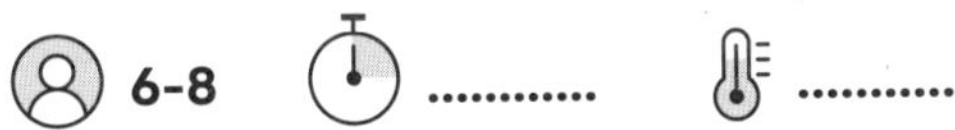

Estas combinaciones agridulces navideñas me encantan. El dulce del dátil, lo salado del beicon y el toque intenso del queso azul..., y en la airfryer quedan además dorados y crujientes, sin exceso de grasa.

INGREDIENTES

- 2 o 3 dátiles grandes sin hueso por invitado
- 100 g de queso azul (tipo cabrales, gorgonzola o similar)
- ½ nuez por dátil
- ½ loncha de beicon por dátil
- miel o sirope de arce para pincelar (opcional)

1. Abre los dátiles por un lateral y saca el hueso (los puedes comprar también deshuesados).
2. Rellena con el queso y la nuez, y cierra, apretando.
3. Envuelve cada dátil con media loncha de beicon y sujeta con un palillo.
4. Precalienta la freidora de aire 5 minutos a 200 °C.
5. Coloca los dátiles en la cesta y programa 5 o 6 minutos a 200 °C. Puedes dar la vuelta a los 4 minutos.
6. Cuando el beicon esté dorado y crujiente, están listos.
7. Al salir puedes pincelar con un poco de miel o sirope de arce para que el agridulce quede más marcado y de aspecto sean más brillantes.

OTROS RELLENOS

Te dejo ideas por si quieres hacer otros rellenos:

- Queso crema y nueces.
- Almendra tostada y beicon (si no te gusta el queso).
- Opción vegana: rellena los dátiles con pimiento del piquillo y envuelve con una tira fina de calabacín. En este caso, rocía con aceite, cocina 6 minutos a 170 °C y luego sube la temperatura un par de minutos para que queden crujientes

GALLETAS DE JENGIBRE

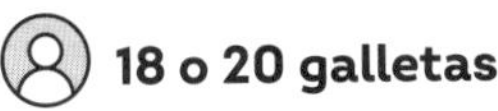

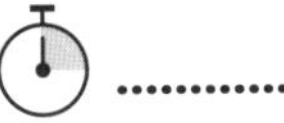
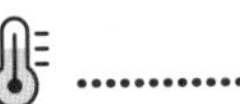

Hacer las típicas galletas de jengibre con forma de muñeco es una de las actividades navideñas más divertidas que podéis preparar en familia. ¡Lo más divertido es decorarlas después!

INGREDIENTES

100 g de mantequilla
50 g de azúcar moreno
1 huevo
40 g de miel
1 cucharadita de jengibre en polvo
1 cucharadita de canela
225 g de harina

1. Mezcla la mantequilla (a temperatura ambiente) con el azúcar y el huevo hasta que esté perfectamente integrada.
2. Añade la miel, el jengibre y la canela. Puedes utilizar también jengibre fresco rallado.
3. Tamiza poco a poco la harina, mientras amasas, hasta conseguir una masa que no se pegue en los dedos y se pueda manipular como plastilina. Es probable que necesites un poco más de harina.
4. Forma una bola, envuélvela en papel film y déjala en la nevera 30 minutos.
5. Estira la masa en una plancha del grosor de un dedo aproximadamente y corta las galletas con un cortagalletas. Los más típicos para estas galletas son los que tienen forma de muñeco.
6. Vuelve a amasar los recortes de masa que queden y repite el proceso, así hasta que tengas todas las galletas.
7. Precalienta la airfryer 3 minutos a 200 °C.

8. Coloca las galletas en la cesta y programa 8 minutos a 180 °C. Es probable que tengas que hacer varias tandas.
9. Espera a que enfríen, y ¡a decorar! Puedes usar chocolate fundido, confeti, lápices de pintura comestible, purpurina comestible, *sprinkles*, Lacasitos..., ¡imaginación al poder!

SPRINKLES CASEROS

To sprinkle en inglés significa «espolvorear», por lo tanto, es lo que mi abuela toda la vida ha llamado «confeti» o «churritos de colores». Este formato es superfácil de encontrar en cualquier supermercado, pero si buscas figuritas como ojos, botones, flores, animales..., la cosa se complica. Lo bueno es que se pueden hacer en casa, es una manualidad muy divertida, y si tienes paciencia quedan genial. La receta me la dio Sara @burpee_vet en redes, ella todo lo que hace es arte y yo soy lo que te llega cuando pides algo bonito por internet..., pero te juro que me salieron cosas muy monas.

INGREDIENTES

220 g de azúcar glas
15 g de albúmina de huevo en polvo
30 o 40 ml de agua
colorante alimentario de colores al gusto
papel vegetal

Lo más complicado de encontrar es la albúmina de huevo en polvo, que es lo que va a estabilizar las figuritas y evitar que se rompan con facilidad una vez secas. ¡Ojo! No es lo mismo que el merengue en polvo. La albúmina es solamente la clara, nada más, los preparados de merengue llevan azúcar, almidón y otros ingredientes. Yo la compré en internet sin demasiada dificultad.

1. Haz una pasta mezclando el azúcar con la albúmina de huevo, echando el agua a chorrito. Remueve hasta tener una pasta espesa.
2. Separa en varios recipientes para hacer varios colores.
3. Añade colorante hasta tener el tono deseado e introduce cada mezcla en una manga pastelera.
4. Ata la manga pastelera con una pinza para que puedas tener más precisión dibujando.
5. Elige los diseños que más te gusten en internet y prepara una plantilla que puedas imprimir con tiras de los dibujitos (por ejemplo, una línea de minirrenos, otra de papás Noel, otra de árboles de Navidad...).
6. Haz un pequeño corte en la manga pastelera para que salga el líquido.
7. Coloca papel vegetal sobre la plantilla de dibujitos.
8. Vamos a dibujar por capas. Empieza por la primera y deja secar un poco hasta empezar con el siguiente color para que no se mezclen.
9. Si quieres hacer ojos, no necesitas plantilla. Haz pequeñas bolitas con masa blanca y deja secar. Después, con mucho cuidado, pinta la pupila con una mezcla negra o azul.
10. Si quieres botones, solo necesitas hacer bolitas de colores.
11. Una vez terminado el diseño deja secar toda la noche antes de despegarlos. ¡Ya los puedes usar en tus postres!
12. ¿Cómo los pego en las galletas? Pues con la masa líquida que te sobre (la puedes conservar varios días en las mangas) o con chocolate blanco fundido.

PECHUGA DE PAVO RELLENA DE MANZANA Y CIRUELAS

4 ....

INGREDIENTES

1 pechuga de pavo abierta en libro (o 2 de pollo)
1 cebolla grande en juliana
1 manzana (tipo reineta o golden) pelada y en gajos
20 g de mantequilla
6 u 8 ciruelas pasas sin hueso
50 o 60 g de nueces troceadas
50 g de queso azul
AOVE al gusto
sal y pimienta al gusto

1. Carameliza la cebolla (tienes el paso a paso en la página siguiente).
2. Empezamos por asar la manzana: coloca los gajos de manzana en un recipiente de cristal refractario apto para la airfryer, añade la mantequilla en trocitos y un pellizco de sal.
3. Precalienta la máquina 3 minutos a 160 °C.
4. Cocina 20 o 30 minutos a 150 °C, moviendo a mitad de tiempo, hasta que esté tierna.
5. Rellena la pechuga (si no encuentras pavo, puedes utilizar de pollo, eso sí, asegúrate de que sean grandes, porque, si no, no te va a caber el relleno).
6. En un bol, mezcla la cebolla caramelizada, la manzana asada, las nueces troceadas, las ciruelas pasas y el queso azul desmenuzado.
7. Salpimienta la pechuga por dentro y por fuera.
8. Coloca el relleno en el centro, enrolla y ata bien con cuerda de cocina.

9. Dora todas las caras del pavo en una sartén con un poco de aceite de oliva, a fuego fuerte.
10. Precalienta la freidora de aire 5 minutos a 200 °C.
11. Introduce la pechuga en la cesta y programa 25 o 30 minutos a 180 °C.
12. Da la vuelta a mitad de tiempo.
13. Si la pechuga es muy gruesa y ves que necesita algo más de tiempo, dale unos minutos más.
14. Deja reposar 10 minutos antes de cortar para que los jugos se asienten.
15. Corta en rodajas y sirve.

CEBOLLA CARAMELIZADA ¡SIN AZÚCAR!

Para caramelizar cebolla te aseguro que no hace falta nada más que cebolla, aceite y un poco de paciencia. No hay que añadir azúcar.

INGREDIENTES

1 cebolla (mejor si es tierna)
AOVE al gusto

1. Corta la cebolla en juliana.
2. En una sartén añade un buen chorro de aceite de oliva y coloca la cebolla.
3. Pon a fuego medio/bajo, tapa con la tapadera y deja que la cebolla vaya pochando y reduciendo muy poco a poco. Remueve de vez en cuando.
4. Asegúrate de que la cebolla no se dora ni quema en ningún momento. Tiene que liberar los azúcares para caramelizarse y esto se hace muy lentamente.

5. Si ves que la cebolla se seca demasiado y empieza a tostarse, añade un chorrito de agua.
6. Si tienes paciencia, en 40 minutos o 1 hora, tendrás la cebolla con un tono marrón dorado muy apetecible y un olor a caramelo delicioso.
7. Escurre el aceite sobrante y guarda.

Una vez que le pilles el truco, te recomiendo que hagas más cantidad y la guardes en la nevera, porque recalentada sigue estando igual de rica y te va a servir para hacer varias recetas (por ejemplo, unas hamburguesas).

LOMO DE CERDO RELLENO

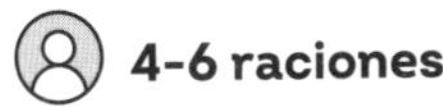
4-6 raciones

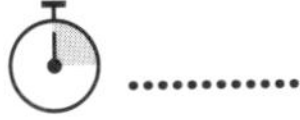
....

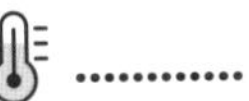
....

A esta receta le va bien cualquier relleno que se te ocurra. Yo te voy a dejar mi favorito, pero te recomiendo que saques a pasear tu creatividad y experimentes. Lo que sí te aseguro es que tus invitados van a quedar gratamente sorprendidos por lo jugoso y tierno que queda el lomo de cerdo.

INGREDIENTES

- 1 pieza de lomo de cerdo abierta en libro (aprox. 600 o 700 g)
- 2 o 3 lonchas de beicon
- 150 g de queso crema
- 1 cebolla caramelizada (paso a paso en la receta anterior)
- 5 o 6 orejones de albaricoque, picados (puedes poner también ciruelas pasas)
- AOVE al gusto
- sal y pimienta al gusto

1. Salpimienta el interior y el exterior del lomo.
2. Aplasta ligeramente con un martillo de carne para que sea un poco más fino y quepa bien el relleno.
3. Extiende el lomo y coloca las lonchas de beicon encima.
4. Extiende el queso crema.
5. Pon encima la cebolla caramelizada y los orejones o ciruelas picados.
6. Enrolla el lomo para cerrarlo y átalo con cuerda de cocina. Si no tienes, puedes cerrar con cuidado con palillos de dientes (ojo aquí, ten mucho cuidado de retirarlos todos antes de servir porque podéis tener una desgracia navideña). Esto solo te lo recomiendo en caso de desesperación.

7. Sella la carne en una sartén, marcándola bien por todas las caras (incluidos los laterales) durante 1 o 2 minutos por cada lado.
8. Precalienta la freidora de aire 5 minutos a 200 °C.
9. Introduce el lomo en la cesta y programa 20 minutos a 180 °C.
10. Dale la vuelta a mitad de cocinado.
11. Si pasado ese tiempo ves que todavía necesita un poco más para dorarse, sube la temperatura a 100 °C durante 4 o 5 minutos.
12. Deja reposar 10 minutos antes de cortar para que los jugos se asienten.
13. Corta en rodajas y sirve.

OTROS RELLENOS

Te dejo otras ideas de relleno para que no tengas que pensar.

- Manzana asada, nueces y queso azul.
- Espinacas salteadas con ajo, queso ricotta y piñones.
- Tomates secos, mozzarella y albahaca.
- Setas, jamón serrano y cebolla caramelizada.
- Ciruelas pasas, manzana asada y mostaza de Dijon.

LUBINA AL PAPILLOTE CON CÍTRICOS Y TOMILLO

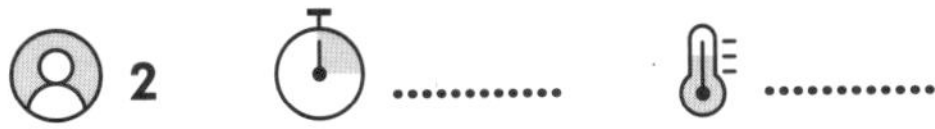

El papillote es una técnica de cocina francesa en la que se elaboran los alimentos envueltos herméticamente en papel. El calor de fuera hace que se genere vapor dentro del paquete y los alimentos se cocinen en sus propios jugos. Así, quedan elaboraciones jugosas, saludables, muy sabrosas y, sobre todo, fáciles y rápidas de hacer. Y esto, si lo trasladamos al periodo navideño..., es un *win win* en toda regla.

INGREDIENTES

1 lubina limpia y abierta (o sus lomos limpios)
½ naranja
½ limón
2 ramitas de tomillo fresco
2 o 3 cucharadas de AOVE
sal y pimienta al gusto

1. Seca bien la lubina con papel absorbente y salpimienta por las dos caras.
2. Prepara una pieza de papel de aluminio o papel de horno, asegurándote de que es lo suficientemente grande como para que quepa el pescado totalmente cubierto.
3. Corta rodajas de naranja y limón, y colócalas sobre el papel, formando una cama.
4. Coloca la lubina sobre los cítricos, cubre con más rodajas y el tomillo.
5. Rocía con un chorrito de aceite de oliva.
6. Cierra el papillote, haciendo dos o tres pliegues en las esquinas y en el centro, para asegurarte de que no se va a escapar el vapor.

7. Precalienta la freidora de aire 5 minutos a 200 °C
8. Coloca el pescado en la cesta y programa 10 o 15 minutos a 180 °C (todo dependerá del grosor de la lubina). Cuando la carne esté blanca y se separe fácilmente con un tenedor, la tienes lista. A la hora de abrir el paquete, ten cuidado porque el vapor puede quemarte las manos.
9. Sirve con las rodajas de cítricos y acompaña con tu guarnición favorita.

IDEAS PARA LA GUARNICIÓN

- Patatas asadas en airfryer.
- Verduras asadas en airfryer.
- Ensalada fresca con vinagreta de mostaza y miel.
- Puré de boniato o patata.
- Setas salteadas con ajo y perejil.
- Cuscús o quinoa con frutos secos.
- Manzana asada o compota.

POLVORONES

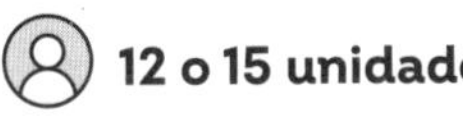
12 o 15 unidades

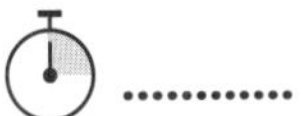
....

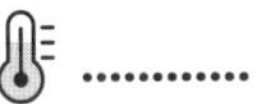
....

En el número uno de recetas que he probado a hacer en la airfryer y quedan exactamente igual que compradas tenemos... ¡los polvorones! Te prometo que no hay diferencia. Si leyendo esto nunca jamás en la vida te habrías planteado prepararlos en casa, esta es la señal.

INGREDIENTES

250 g de harina de trigo
100 g de almendras crudas enteras y peladas
125 g de manteca de cerdo sin sal
75 g de azúcar glas
½ cucharadita de canela molida
ralladura de limón al gusto
azúcar glas para espolvorear

Lo primero que vas a hacer es tostar las almendras y la harina. Este paso es el que va a conferir ese sabor tan característico al polvorón.

Para tostar las almendras

1. Coloca las almendras enteras en la cesta de la freidora de aire. Asegúrate de que no se superponen.
2. Programa 3 o 4 minutos a 200 °C.
3. Sacude la cesta cada minuto para que se doren de forma uniforme.
4. No te vayas muy lejos porque se queman rápidamente.
5. Déjalas enfriar y luego tritúralas hasta obtener un polvo fino de almendra.

Para tostar la harina

1. Coloca la harina en una sartén a fuego medio y cocina durante unos minutos, removiendo de vez en cuando.
2. Cuanto tenga un tono ligeramente dorado y un aroma como a fruto seco, la tienes.
3. Deja enfriar.

Para preparar la masa

1. Mezcla en un bol grande la harina ya fría, la almendra molida, el azúcar glas, la canela y la ralladura de limón (opcional).
2. Añade la manteca a temperatura ambiente y amasa hasta tener una masa arenosa que se compacta bien al presionar.
3. Introduce en la nevera 30 minutos para que darle la forma sea más sencillo.
4. Estira la masa entre dos papeles de horno hasta un grosor de un dedo.
5. Corta los polvorones con un molde redondo de galletas. Si no tienes, puedes cortarlos en cuadrados, con un cuchillo.
6. Coloca las piezas sobre papel de horno.
7. Precalienta la airfryer 5 minutos a 160 °C.
8. Introduce los polvorones y cocina 12 minutos a 150 °C.
9. Deja enfriar por completo antes de moverlos de la cesta, si los tocas calientes, se desharán.
10. Una vez fríos, espolvorea con azúcar glas.
    ¡Listos para formar parte de tu bandeja de postres navideños!

¿Sabes diferenciar entre polvorón y mantecado?

Son muy parecidos, pero hay diferencias significativas en su elaboración e ingredientes que les definen su personalidad. Los mantecados llevan más materia grasa, por lo que son más cremosos y no se desmoronan cuando los coges. El polvorón se deshace con más facilidad, de ahí su nombre, ya que se convierte en polvo. Los mantecados no siempre llevan almendra y la harina no se tuesta, por lo que el polvorón es más sabroso e intenso. ¿Va envuelto en papel? Seguramente es polvorón. ¿Lleva semillas de sésamo y tiene distintos sabores? Mantecado al canto. ¿Y tú, sabes diferenciarlos?

AGRADECIMIENTOS

A las mujeres de mi vida:

Mi abuela Isabel, la mejor cocinera que conozco y mi gran referente en la cocina, junto con mi tía Carmen. Recuerdo pasar horas con ellas en la cocina empapándome de esas recetas auténticas, sin postureo ni edulcorantes.

A mi tía Chus y a mi tía Pili, por ser las mayores fans que jamás podré tener. Y no solo ahora en el éxito, sino desde mi primer reportaje en Aragón TV, ellas lo han visto, grabado y compartido absolutamente todo.

A mi prima Alejandra, que, aunque todavía no lo sabe, se va a comer el mundo.

A Alba y Almu, por ser mis hermanas, aunque no tengamos (que sepamos) material genético común.

A mi amiga Mar, por ser la mejor amiga, confidente y compañera de trabajo del mundo.

A Tsega, que me hizo abrirme una cuenta de TikTok, a pesar de que «era demasiado vieja para las redes».

A Montse y Naza, por comentar absolutamente todos mis vídeos desde hace más de cinco años.

A mis vecinas, que con cerveza y compra me sacaron del pozo, haciendo que me volviera a sentir mujer algo más que madre.

A mi madre Isabel, porque, a pesar de todo lo que chocamos, siempre está ahí en lo bueno y en lo malo. Te seguiré mencionando en todas las entrevistas que me hagan.

A ti, lectora/seguidora, por hacer que todo lo que hago tenga sentido.

ÍNDICE DE RECETAS

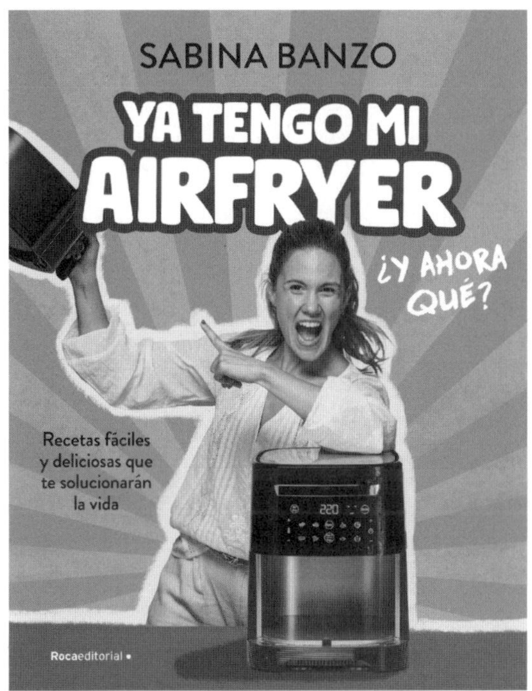

ESTE LIBRO NO VA A PASAR UN SOLO MINUTO EN TU ESTANTERÍA

Reconócelo, tú también has caído: has visto tantos vídeos de recetas con la airfryer en las redes sociales que has sentido la necesidad imperiosa de hacerte con una. Y ahí la tienes, muerta de risa, ocupando espacio en la encimera de la cocina. «Si es que ni las patatas fritas me salen bien». Quizá ya has escuchado o estás a punto de escuchar algo así como: «Ya te lo dije, que iba a ser un trasto más». O tal vez es tu propio subconsciente el que se arrepiente de ese impulso que te hizo comprarla. No te preocupes, es normal, yo también he pasado por eso.

Si este ejemplar ha llegado a tus manos, por favor, no lo guardes en la estantería con el resto de los libros de recetas: déjalo en la cocina. Consúltalo, escribe anotaciones, mánchalo de tomate (pero no demasiado, que luego se pegan las páginas). Vamos a conseguir que tu freidora de aire deje de ser un mueble y se convierta en tu electrodoméstico favorito.